<<< 中医核心知识点—市

U0297255

中医妇科学
核心知识点全攻略

主审　罗颂平

主编　朱　玲　赵　颖

中国健康传媒集团
中国医药科技出版社

内 容 提 要

　　本书以现行五年制中医药类统编教材《中医妇科学》为蓝本，通过各类图表形式的运用，将所学教材内容进行归纳整理，使其条理清晰、简明扼要、知识点突出，并附有习题及答案，方便掌握。本书适合中医院校学生和中医爱好者、自考者学习参考。

图书在版编目（CIP）数据

　　中医妇科学核心知识点全攻略/罗颂平主审．朱玲，赵颖主编．—北京：中国医药科技出版社，2019.11

　　（中医核心知识点一本通系列）

　　ISBN 978 - 7 - 5214 - 1224 - 6

　　Ⅰ．①中…　Ⅱ．①罗…②朱…③赵…　Ⅲ．①中医妇科学　Ⅳ．①R271.1

　　中国版本图书馆 CIP 数据核字（2019）第 123725 号

美术编辑　陈君杞
版式设计　南博文化

出版　　中国医药科技出版社
地址　　北京市海淀区文慧园北路甲 22 号
邮编　　100082
电话　　发行：010 - 62227427　　邮购：010 - 62236938
网址　　www.cmstp.com
规格　　880×1230mm $^1/_{32}$
印张　　11 $^1/_8$
字数　　295 千字
版次　　2019 年 11 月第 1 版
印次　　2019 年 11 月第 1 次印刷
印刷　　三河市航远印刷有限公司
经销　　全国各地新华书店
书号　　ISBN 978 - 7 - 5214 - 1224 - 6
定价　　36.00 元

获取新书信息、投稿、为图书纠错，请扫码联系我们。

丛书编委会

总 主 编 翟双庆

副总主编 范志霞　王文澜　赵鲲鹏

编　　委（按姓氏笔画排序）

编委会

出版说明

　　近年来，国家高度重视中医药事业的发展，中医药在人们健康生活中充当了越来越重要的角色，更多的人愿意选择中医中药，从而使更多的人愿意从事中医药行业的工作。为了帮助读者系统、快速了解中医药学科体系，帮助中医药院校学生、自学应考者，以及中医爱好者和初学者学习重点和去伪存真，我社特别策划出版了本套丛书。

　　本书的编写单位主要锁定在相关国家级精品课程的公认的重点中医药院校，主编多为国家级或省级精品课程的学科带头人，参编人员为多年从事教学、有丰富教学经验的资深教授，在本学科有一定的影响力，对各种考试考点非常熟悉的教学一线人员。从而，保证了本丛书内容的权威性和专业性。

　　本套丛书的编写形式以图和表为主，原则为：能用图表说明的一律采用图表形式；可以分条论述的不要成段地罗列论述，使核心知识点一目了然。为方便中医药相关人员准备中医执业医师资格考试、研究生入学考试、中医药院校在校生结业考试、卫生专业资格考试、规培资格考试、继续教育考试，本书中特设置【考点重点点拨】栏目，根据教材本身的特点放于不同位置，书后附有【巩固与练习】，方便读者随学随练，并达到自测的目的。

　　最后，祝愿使用这套书的中医药考生和爱好者，能有收获！

出版者
2019 年 5 月

前言

　　广州中医药大学中医妇科学是国家级重点学科，中医妇科学教学团队是国家级教学团队，学科带头人罗颂平教授是全国高等院校中医类专业卫生部"十二五"国家级规划教材《中医妇科学》主编，参加本书编写的都是有着丰富教学经验的中青年教师，能够较好把握《中医妇科学》的重点和考点。编者在对《中医妇科学》教材深入研读、融会贯通的基础上，以图表的形式梳理出《中医妇科学》的知识要点，提纲挈领，条理清晰，重点突出，考点明了，一目了然。

　　本书在每一章节之始，设"考点重点点拨"以强化学习的要点，并在正文中以下划线的形式加以标注，以助读者尽快掌握该章节的知识要点、考点及答题要点。对一些章节中难以用数字序号标识的知识要点或考点，以"＊"进行标注。在每一章节之末列"巩固与练习"以加深读者对相关知识的理解、记忆和系统性掌握。

　　本书内容覆盖面广，又突出了重点，充分反映了本学科国内最新发展动态。本书既适合中医院校学生用以辅助学习，也可作为中医爱好者、自学者及自考者的参考用书。

编　者

2019 年 1 月

目录

总 论

各　论

附　论

总　论

第一章 绪　　论

【考点重点点拨】

中医妇科学各发展历史时期的代表著作。

第一节　中医妇科学的定义、范围与特点

一、中医妇科学的定义

中医妇科学是运用中医学的理论和方法，认识与研究妇女的解剖、生理、病因病机、诊治规律，以防治妇女特有疾病的一门临床学科。

二、中医妇科学研究的范围

主要是：①女性生殖器官解剖、生理；②病因、病机；③诊断；④辨证、治法；⑤经、带、胎、产、杂病的防治。

三、中医妇科学的特点

1. 理论独特

（1）生理基础突出"肾主生殖""妇女以血为基本"。

（2）治疗中突出"调"，以处处顾护精血为宗旨。

2. 病种特有

（1）妇女特有疾病：经、带、胎、产、杂病。

（2）中医妇科学特色与优势：调经、种子、安胎。

3. 内治重"调"

（1）调补脏腑。

（2）调理气血。

（3）调治冲任督带。

（4）调养胞宫。

（5）调控肾－天癸－冲任－胞宫轴。

4. 节欲防病

第二节　中医妇科学发展简史

历史时期	中医妇科学发展史中的地位	特点及代表著作
夏、商、周	萌芽时期	《列女传》最早提出"胎教"的理论与方法
春秋战国	奠基时期	①出现妇科医生和医学专著 ②《胎产书》是我国最早的以胎产命名的产科专著 ③《黄帝内经》 ④《素问·腹中论》记载了第一首妇科方剂"四乌贼骨一藘茹丸"以治疗血枯经闭
秦汉	雏形时期	①《史记·扁鹊仓公列传》记载现存最早的妇产科医案 ②汉末《金匮要略》妇人三篇是现存中医古籍中最早设妇产科专篇的医著
三国两晋南北朝	进一步发展时期	晋王叔和撰《脉经》首先提出"月经"之名
隋唐五代	妇科开始从内科范围内分化，趋向专科发展	唐代咎殷撰的《经效产宝》是我国现存理论和方药较完备的产科专著
两宋	基本形成	①妇产科独立分科，太医局设置产科及产科教授 ②陈自明编著《妇人大全良方》，首次提出"妇人以血为根本"的学术观点
辽夏金元	丰富	刘完素《素问病机气宜保命集·妇人胎产论》主张在少女调肾，青壮年妇女调肝，绝经后调脾
明代	促进发展	①设立妇人科 ②深化肾主生殖理论 ③《景岳全书·妇人规》
清代民国	开创中医教育的新局面	①出现中西医汇通派 ②傅山著《傅青主女科》 ③亟斋居士《达生篇》临产六字真言：睡、忍痛、慢临盆 ④张锡纯的《医学衷中参西录》创制防治流产的寿胎丸
中华人民共和国成立后	全面发展，走向世界	①《中医妇科学》教材的编写 ②中医妇科学高层次人才的培养

巩固与练习

一、单选题

1. 我国最早提出"胎教"的理论与方法的专著是(　　)
   - A. 《经效产宝》　　　B. 《妇人大全良方》　　C. 《列女传》
   - D. 《达生篇》　　　　E. 《景岳全书·妇人规》

2. 《素问·腹中论》记载的第一首妇科方剂是(　　)
   - A. 当归芍药散　　　B. 四乌贼骨一藘茹丸　C. 乌药汤
   - D. 当归生姜羊肉汤　E. 归肾丸

3. 中医古籍中最早设妇产科专篇的医书是(　　)
   - A. 《黄帝内经》　　　B. 《金匮要略》　　　C. 《千金要方》
   - D. 《产宝》　　　　　E. 《妇人大全良方》

二、多选题

1. 中医妇科学是运用中医学理论，研究什么的一门临床学科？(　　)
   - A. 妇女的解剖生理特点　　　B. 妇女的病因病机特点
   - C. 防治妇女特有疾病　　　　D. 防治妇女所有疾病
   - E. 诊断、辨证规律

2. 清代以近的妇产科专著为(　　)
   - A. 《傅青主女科》　　　　B. 《达生篇》
   - C. 《沈氏女科辑要》　　　D. 《女科玉尺》
   - E. 《医宗金鉴·妇科心法要诀》

3. 下列属于明代妇产科专著的是(　　)
   - A. 《广嗣纪要》　　　　B. 《医林改错》
   - C. 《景岳全书·妇人规》　D. 《女科证治准绳》
   - E. 《血证论》

4. 下列属于宋代妇产科专著的是(　　)
   - A. 《经效产宝》　　　　B. 《十产论》
   - C. 《妇人大全良方》　　D. 《胎产经验方》
   - E. 《卫生家宝产科备要》

三、填空题

刘完素著《_____》提出："妇人童幼天癸未行之间，皆属_____；天癸既行，皆从_____论之；天癸已绝，乃属_____也。"

四、简答题

1. 中医妇科学有什么特点？

2. 您认为哪些专著的问世在中医妇科学的发展中最具有代表性？为什么？

参考答案

一、单选题

1. C　2. B　3. B

二、多选题

1. ABCE　2. ABCDE　3. ACD　4. BCDE

三、填空题

《素问病机气宜保命集》；少阴；厥阴阳；太阴

四、简答题

略。

第二章 女性生殖器官解剖

【考点重点点拨】

1. 内生殖器官的组成及其功能。
2. 外生殖器官的组成。
3. 子宫的位置、功能和特性。

第一节 内生殖器官

一、内生殖器官定义

指生殖器官内藏部分，包括阴道和胞宫等。

二、内生殖器官的组成及功能

内生殖器官		位置	功能	特性
	阴道	位于子宫与阴户之间	①抵御外邪入侵的关口 ②排出月经、分泌带下的通道 ③阴阳交合的器官 ④娩出胎儿、排出恶露的路径	反映妇女脏腑、精气津液的盛衰
胞宫	胞宫（子宫属于胞宫）		主司子宫，使子宫具有行经和种子育胎的正常功能	①是女性特有的内生殖器官的概称 ②其功能涵盖内生殖器官的功能
	子宫（又称女子胞、子处，是女性特有的生殖器官）	①小腹正中 ②带脉之下 ③前为膀胱 ④后为直肠 ⑤下接阴道	①主行月经 ②分泌带下 ③种子育胎 ④发动分娩 ⑤排出恶露	①在胞宫的主司下具有明显的周期性月节律 ②奇恒之府（非脏非腑，亦脏亦腑，能藏能泻）

第二节 外生殖器官

一、外生殖器官定义

指生殖器官外露部分，包括：①毛际；②阴户；③玉门。

二、外生殖器官的组成及功能

外生殖器官	位置	功能	特性
毛际（阴阜）	指前阴隆起的脂肪垫	①一定程度上反映肾气的盛衰 ②阴毛异常是部分疾病的特征	①青春期开始生长阴毛 ②成熟女性的阴毛呈尖端向下的倒三角形
阴户（又称四边）	①前起阴蒂 ②后至阴唇系带 ③左右大、小阴唇之间 ④阴道口外的前后左右	抵御外邪	
玉门（阴道口，古称廷孔）	处女膜的部位。位于尿道口后面，是阴道的入口	①防御外邪入侵的门户 ②行月经、泌带下的出口 ③合阴阳之入口 ④娩出胎儿、胎盘、排出恶露之产门	

巩固与练习

一、单选题

玉门是指（　　）

A. 阴蒂　　　　　B. 小阴唇　　　　　C. 大阴唇

D. 阴道前庭　　　E. 阴道口

二、多选题

1. 子宫的位置是（　　）

　　A. 小腹正中　　　　B. 带脉之下　　　　C. 前为膀胱

　　D. 后为直肠　　　　E. 下接阴道

2. 胞宫的功能为(　　)

　　A. 贮藏精气　　　　B. 排出月经　　　　C. 抵御外邪

　　D. 孕育胎儿　　　　E. 娩出胎儿

三、填空题

玉门的作用是_____。

四、简答题

1. 女性生殖器官各有何生理作用?

2. 试述阴户、玉门系指女性外生殖器的哪些部位?其功能是什么?

3. 请简述子宫的位置、功能和特性。

4. 您怎样理解胞宫与子宫的关系?

参考答案

一、单选题

E

二、多选题

1. ABCDE　　2. BDE

三、填空题

防御外邪入侵的门户;行月经、泌带下的出口;合阴阳之入口;娩出胎儿、胎盘、排出恶露之产门

四、简答题

略。

第三章 女性生殖生理

【考点重点点拨】

1. 青春期的生理特征。
2. 月经、绝经、天癸、带下、恶露的定义。
3. 月经产生的机制，尤其是肾－天癸－冲任－胞宫轴的作用及肾在月经产生中的作用。
4. 天癸在月经产生中的作用。
5. 影响分娩的四因素。
6. 产褥期的定义及生理特点。

第一节 女性一生各期的生理变化

女性一生分七期	定义	生理变化
胎儿期	从受精后及受精卵在子宫内种植、生长、发育、成熟的时期。10 个妊娠月，即 280 天	受精卵在子宫内种植、生长、发育、成熟
新生儿期	婴儿出生后 4 周内	在母体内受性腺和胎盘所产生的性激素影响，可出现： ①乳房略隆起或有少许泌乳 ②外阴较丰满 ③少量阴道出血（因出生后脱离胎盘，血中女性激素水平迅速下降），短期内自然消失
儿童期	从出生 4 周到 12 岁左右	分为： ①儿童前期（约 7 岁前，齿更发茂，身体持续增长和发育，但生殖器官仍为幼稚型） ②儿童后期（约 8~12 岁开始，第二性征开始发育，渐呈女性体态）

续表

女性一生分七期	定义	生理变化
青春期	①从月经初潮至生殖器官逐渐发育成熟的时期。根据世界卫生组织（WHO）的定义，青春期为 10~19 岁 ②二七至三七之年	生理特征： ①体格发育 ②生殖器官发育（称第一性征）：生殖器从幼稚型变为成人型 ③第二性征发育　呈现女性特有的体态 ④月经来潮 ⑤具有生育能力
性成熟期	①是卵巢生殖功能与内分泌功能最成熟的时期，又称生育期。一般自 18 岁左右开始，持续约 30 年 ②三七至七七之年	①肾气、脏腑、天癸、冲任、气血具有相应的节律性变化，月经有规律地、周期性来潮 ②生殖功能经历成熟、旺盛及开始衰退的生理过程
围绝经期	①"七七"之年，包括：绝经前期、绝经期、绝经后期。又称"经断前后""绝经前后" ②自然绝经是指女性生命中最后一次月经后，停经达1年以上者。年龄多在 44~54 岁，中国妇女平均绝经年龄为 49.5 岁	肾气渐虚，冲任二脉虚衰、天癸渐竭，生殖器官及乳房也逐渐衰退
老年期	一般指 60~65 岁的妇女	①肾气虚，天癸竭，生殖器官萎缩老化 ②骨质疏松，易发生骨折，全身功能处于衰退期

第二节　女性生理特点

一、月经生理

＊月经的定义：指有规律的、周期性的子宫出血，月月如期，经常不变。

（一）月经的生理表现

月经的生理表现	定义	时间	特点
月经初潮	第一次月经来潮	早至 11~12 岁，迟至 16 岁	月经初潮的迟早受各种内外因素的影响，如体质强弱或营养好坏
月经周期	出血的第 1 天为月经周期的开始，两次月经第 1 天的间隔时间为一个月经周期	一般为 21~35 天，平均 28 天	月经周期有明显的月节律

续表

月经的生理表现		定义	时间	特点
经期		每次月经的持续时间称为经期	正常为 3~7 天，多数在 3~5 天	
月经的量		每次经期总的出血量		一般每月月经量约 30~50ml，超过 80ml 为月经过多。少于 20ml 为月经过少
月经的色		月经的颜色		经色呈暗红
月经的质		月经的质地		稀稠适中，不凝固，无血块，无特殊臭气
月经期表现		①胸乳略胀②小腹略坠③腰微酸④情绪易波动	行经前	经来自消
绝经		妇女一生中最后一次行经后，停闭达 1 年以上者	年龄一般在 44~54 岁	
特殊月经现象	并月	身体无特殊不适而定期两个月月经来潮一次者	月经周期 2 个月	月经规律
	居经	身体无特殊不适而定期月经三个月一潮者，亦名"季经"	月经周期 3 个月	月经规律
	避年	身体无特殊不适而定期月经一年一行者	月经周期 1 年	月经规律
	暗经	月经终生不潮而能受孕者		无月经，生殖器官正常
	激经	妊娠早期两三个月内仍按周期有少量阴道出血，但无损于胎儿者，亦称"盛胎"或"垢胎"	早孕期间	有时间规律的阴道流血，但明显少于月经量

（二）月经产生的机制

1. 概述

（1）月经的产生，是女子发育成熟后，脏腑、天癸、气血、经络协调作用于胞宫的生理现象。月经生理现象是生殖功能正常的标志，月经周期是女性生殖周期。

（2）月经产生的主要机制　肾气盛，天癸至，任通冲盛，督带调约，协调作用于胞宫，使子宫血气满盈，应时而下。

（3）月经产生的中心环节　肾－天癸－冲任－胞宫轴。

2. 脏腑与月经

＊月经的产生，与<u>肾、肝、脾</u>关系密切，其中<u>肾起主导</u>作用。

（1）肾

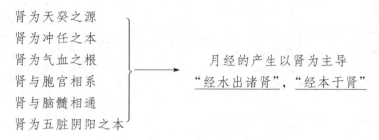

肾为天癸之源
肾为冲任之本
肾为气血之根
肾与胞宫相系
肾与脑髓相通
肾为五脏阴阳之本

月经的产生以肾为主导
"经水出诸肾"，"经本于肾"

（2）肝

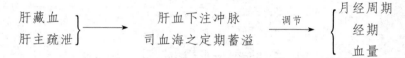

肝藏血
肝主疏泄

肝血下注冲脉
司血海之定期蓄溢

调节

月经周期
经期
血量

（3）脾（胃）

①脾气健运，血循常道，血旺而经调。

②胃中水谷盛，则冲脉之血盛，月事以时下。

（4）心

①心气下通于肾，心肾相交，血脉流畅，月事如常。

②脑：脑为元神之府，在脑的主宰下，五脏所主的精神活动，对月经的产生均有调节作用。

（5）肺　肺主气，朝百脉而输精微，下达精微于胞宫，参与月经的产生与调节。

3. 天癸与月经

（1）<u>天癸的定义</u>　男女皆有，是肾精肾气充盛到一定程度时体内出现的具有<u>促进人体生长</u>、<u>发育</u>和<u>生殖</u>的一种精微物质。

（2）天癸的产生与竭止

①来源于先天，藏之于肾。

②赖后天水谷之精气以滋养并成熟泌至。

③此后又随肾气的虚衰而竭<u>止</u>。

（3）天癸与月经　天癸主宰月经的潮与止。①"天癸至"，则"月事以时下，故有子"；②"天癸竭，地道不同，故形坏而无子也"。

4. 气血与月经

①妇人以血为基本。月经的主要成分是血。

②在产生月经的机制中，血是月经的物质基础，气是运行血脉的动力。

③气血和调，经候如常。

5. 经络与月经

①冲为血海，为十二经之海，广聚脏腑之血。

②任主胞胎，为阴脉之海，总司精、血、津、液等一身之阴。

③督为阳脉之海，总督一身之阳，属肾络脑。

④带脉约束诸经，使经脉气血的循行保持常度。

6. 子宫与月经

子宫主行月经。

（三）月经周期的调节

1. 月经周期节律

（1）月经具有周期性、节律性，是女性生殖生理过程中肾阴阳消长、气血盈亏规律性变化的体现。

（2）一个月经周期的 4 个时期

①月经期。

②经后期。

③经间期。

④经前期。

月经周期	时间	子宫特征	阴阳特征
月经期	周期第 1~4 天	泻而不藏	经血外泄，重阳转阴
经后期	周期第 5~13 天	藏而不泻	阴长，渐至重阴
经间期（"的候"期，"真机"期）	周期第 14~15 天（经前 14 天）	藏而不泻	重阴必阳、阴盛阳动之际，种子之时
经前期	周期第 15~28 天	藏而不泻	重阳，阴阳俱盛

2. 月经周期的调节

（1）天人相应说　取类比象，月经上应月相，下应海潮。

（2）肾阴阳转化说　＊月经周期性的藏泻，是肾阴、肾阳转化，气血盈亏变化的结果。

（3）肾—天癸—冲任—胞宫轴说　参考本节"月经产生的机制"。

（4）脑—肾—天癸—冲任—胞宫轴说　＊学说理论基础：①脑为元神之府；②肾主髓通脑。

（5）心、肾、子宫轴的主调作用说。

二、带下生理

（一）带下的定义

带下：①健康女性从阴道排出的一种阴液；②无色透明如蛋清样，或黏而不稠如糊状；③其量适中；④无腥臭气，称为生理性带下，俗称白带。

（二）带下的生理现象及作用

1. 妇女一生各期带下的变化

女性不同时期	带下特点
青春期前	带下量少
十四岁左右	带下明显增加
青春期	带下津津常润
绝经前后	带下减少
经间期	带下量增多，质清晶莹透明，具有韧性可拉长
妊娠期	带下量略多而稠厚

2. 带下的作用

①润泽胞宫、阴道、外阴。

②提示种子之之候。

③反映阴液的充盛与亏虚。

（三）带下产生的机制

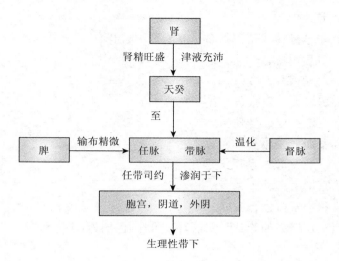

三、妊娠生理

＊妊娠：是指从受孕到分娩的过程。

（一）妊娠机制

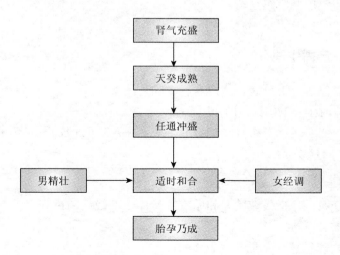

（二）妊娠期生理现象

（1）月经停闭。

（2）早孕反应 不思饮食，恶心欲呕，择食。

（3）妊娠滑脉。

（4）乳房变化

①乳房增大，发胀。

②乳头增大变黑易勃起。

③乳晕加大变黑。

（5）子宫变化 孕后子宫变化最大。

①子宫增大变软。

②宫颈呈紫蓝色，质软。

③当子宫增大如非孕时3倍时，可在耻骨联合上方触及。

（6）下腹膨隆。

（7）胎动胎心。

①妊娠4个月开始自觉胎动。

②妊娠5个月可在腹壁用听诊器听到胎心。

（8）胎体 妊娠20周可在腹壁触到子宫内的胎体。

①双胎：或骈胎，为一孕二胎。

②品胎：一孕三胎。

四、产褥生理

产育包括：①分娩；②产褥；③哺乳。

妊娠时限：280日，即40周，10个妊娠月。

预产期公式：末次月经的首日 + 9 ［或 – 3（月数）］ + 7 ［或 + 14（阴历）（日数）］）。

（一）分娩

＊分娩：是指成熟胎儿和胎衣从母体全部娩出的过程。

1. 临产先兆

（1）释重感 示胎头入盆。

（2）弄胎（假临产） 产程正式发动的前一段时间内，可出现间隔与持续时间不恒定、强度不增加的"假阵缩"。

2. 正产现象

（1）见红　接近分娩发动或分娩已发动时，阴道有少量血性分泌物和黏液。

（2）阵痛　从有规律的宫缩开始至宫口开全的腹部阵发性疼痛。

（3）离经脉　临产妇中指本节可扪得脉搏跳动。

3. 影响分娩的四因素

产力、产道、胎儿、精神因素。

（二）产褥

1. 定义

（1）产褥期　分娩结束后，产妇逐渐恢复到孕前状态，约需 6 ~ 8 周。

（2）新产后　产后 1 周。

（3）小满月　产后 1 月。

（4）大满月　产后百日。

（5）恶露　产后自子宫排出的余血浊液。

2. 产褥期生理特点

多虚多瘀。

3. 产褥期恶露变化

红恶露（暗红色的血性恶露）$\xrightarrow{\text{持续 3 ~ 4 天}}$ 浆液性恶露（淡红色）$\xrightarrow{\text{持续 7 ~ 10 天}}$ 白色恶露（不含血色），约 2 ~ 3 周干净。

五、哺乳生理

（1）哺乳时间　8 个月为宜。

（2）按需哺乳。

巩固与练习

一、单选题

1. 性成熟期指（　　）

　　A. 三七至四七之年　　　　　　B. 三七至五七之年

    C. 三七至六七之年   D. 三七至七七之年

    E. 二七至七七之年

2. 月经周期是指（   ）

    A. 出血的第 1 天为月经周期的开始，两次月经第 1 天的间隔时间为一个月经周期

    B. 出血的最后 1 天为月经周期的开始，至下次月经的第 1 天的间隔时间为一个月经周期

    C. 出血的最后 1 天为月经周期的开始，至下次月经的最后 1 天的间隔时间为一个月经周期

    D. 出血的第 1 天为月经周期的开始，至下次月经的最后 1 天的间隔时间为一个月经周期

    E. 以上都不是

3. 主胞胎的经脉是（   ）

    A. 冲脉   B. 任脉   C. 督脉

    D. 带脉   E. 阴维脉

4. 带下量增多，质清晶莹透明，具有韧性可拉长的时期是（   ）

    A. 青春期   B. 青春期前   C. 经间期

    D. 妊娠期   E. 绝经前后

5. 关于月经，下列哪项错误（   ）

    A. 初潮时多是无排卵性月经

    B. 两次月经第一日的间隔时间为一个月经周期

    C. 正常月经失血量不超过 80ml

    D. 月经血凝固，至少有小血块

    E. 以上都不是

二、多选题

1. 青春期的生理特征有（   ）

    A. 体格发育   B. 生殖器官发育   C. 第二性征发育

    D. 月经来潮   E. 具有生育能力

2. 特殊月经现象有（   ）

    A. 并月   B. 居经   C. 避年

D. 激经　　　　　　　　E. 暗经

3. 妊娠期生理现象有(　　　)

　　A. 月经停闭　　　　　B. 妊娠滑脉　　　　　C. 早孕反应

　　D. 乳房增大，发胀　　E. 下腹膨隆

4. 妊娠期早孕反应有(　　　)

　　A. 不思饮食　　　　　B. 恶心欲呕　　　　　C. 择食

　　D. 嗜食异物　　　　　E. 食入即吐

5. 妊娠期子宫变化有(　　　)

　　A. 子宫增大　　　　　B. 变软

　　C. 变硬　　　　　　　D. 宫颈呈紫蓝色，质软

　　E. 子宫增大如非孕时 3 倍，可在耻骨联合上方触及

三、填空题

1. 妊娠是指从_____到_____的过程。

2. 影响分娩的四因素_____。

3. 产褥期生理特点_____。

4. 中医认为月经的产生与五脏中关系最大的是_____。

5. 自然绝经是指女性生命中最后一次月经后，停经达_____年以上者。

四、名词解释

1. 月经

2. 天癸

3. 恶露

4. 产褥期

五、简答题

1. 月经产生的机制是什么？

2. 为什么说月经的产生以肾为主导？

3. 天癸在月经的产生中有什么作用？

4. 怎样理解月经周期的调节中肾－天癸－冲任－胞宫轴说？

5. 中医学怎样理解妊娠的机制？

参考答案

一、单选题

1. D　2. A　3. B　4. C　5. D

二、多选题

1. ABCDE　2. ABCDE　3. ABCDE　4. ABC　5. ABDE

三、填空题

1. 受孕、分娩

2. 力、产道、胎儿、精神因素。

3. 多虚多瘀。

4. 肾

5. 1

四、名词解释

1. 月经：是指有规律的、周期性的子宫出血。

2. 天癸：是肾精肾气充盛到一定程度时体内出现的具有促进人体生长、发育和生殖的一种精微物质。

3. 恶露：是指产后自子宫排出的余血浊液。

4. 产褥期：分娩结束后，产妇逐渐恢复到孕前状态所需的时间，约需 6～8 周。

五、简答题

略。

第四章　妇科疾病的病因病机

【考点重点点拨】

1. 妇科疾病的主要病因及病机。

2. 与妇科疾病关系密切的淫邪因素、情志因素。情志因素致病的机制。

3. 与妇科疾病关系密切的脏腑。

4. 女性体质特点。

第一节　病　因

＊妇科病因的特点：①妇女经、孕、产、乳的特殊生理均以血为用，寒、热、湿邪易与血相搏而发病；②常受情志因素和生活因素的困扰及体质因素的前因后果而发病。

一、寒、热、湿邪

（1）六淫与五邪中与妇科关系密切的是寒、热、湿邪，因其较易与血相搏结而致病。

（2）寒、热、湿邪的特性及其易致的妇产科疾病。

	病邪	特性	所致妇产科疾病
寒	外寒	①阴邪，易伤阳气 ②性收引，主凝滞，易阻滞气血运行	经行发热、经行身痛、月经后期、月经过少、痛经、闭经、不孕、产后身痛等
	内寒（与脾肾阳虚关系密切）		月经后期、痛经、闭经、不孕、多囊卵巢综合征、带下病、子肿等

续表

	病邪	特性	所致妇产科疾病
热	外热	①阳邪，其性炎上，易动血伤阴	经行发热、妊娠小便淋痛、产后发热、盆腔炎、阴疮等
	内热	②易耗气伤津 ③易生风动血，热极生风	月经先期、月经过多、崩漏、经行吐衄、胎漏、产后恶露不绝、阴疮等
湿	外湿	①阴邪，其性重浊黏腻，易阻遏气机，滞碍阳气 ②湿性趋下，易袭阴位	带下病、阴痒、盆腔炎等
	内湿		经行泄泻、经行浮肿、闭经、不孕、带下病、子肿、子满等

二、情志因素

（1）情志因素所致妇科病的机制：①气血失调；②肝的功能失常。

（2）情志因素之中，以怒、思、恐对妇科病证的发生影响较大。

（3）妇科病或脏腑功能失常也可导致情志异常。

（4）情志因素的特性及其易致的妇产科疾病。

病因	特性	所致妇产科疾病
怒	抑郁忿怒，则气郁气结	月经后期、闭经、痛经、不孕、癥瘕等
思	忧思不解，则气结	月经不调、痛经、闭经等
恐	惊恐伤肾，则气下	月经不调、闭经、崩漏、胎动不安、不孕等

三、生活因素

（1）生活因素包括：①房室所伤；②饮食失宜；③劳逸失常；④跌仆创伤。

（2）生活因素的特性及其易致的妇产科疾病。

生活因素	内容	致病特点	所致妇产科疾病
房室所伤	房劳多产、房事不禁、房事不洁	耗精伤肾，耗气伤血	月经不调、带下病、堕胎、小产、早产、盆腔炎、阴疮等
饮食失宜	饮食不节（过饱过饥）、饮食不洁、饮食偏嗜	脏腑功能失调	月经过少、痛经、闭经、崩漏、胎萎不长、妊娠贫血、绝经妇女骨质疏松症等

续表

生活因素	内容	致病特点	所致妇产科疾病
劳逸失常		劳则气耗 逸则气滞	月经不调、堕胎、小产、早产、产后恶露不绝、缺乳、子宫脱垂等
跌仆创伤		气血失和	堕胎、小产、经行头痛、闭经、崩漏、外阴血肿等

四、体质因素

（1）女性生理特点

①妇人之生，有余于气，不足于血，以其数脱血也。（《灵枢·五音五味》）

②妇人以血为基本。（《妇人大全良方》）

（2）女性体质因素的特点及其易致的妇产科疾病。

体质特点	所致妇产科疾病
先天肾虚	①青春期：子宫发育不良、月经后期、闭经、崩漏等 ②育龄期：月经后期、闭经、崩漏、胎漏、胎动不安、滑胎、不孕等 ③更年期：早发绝经等
素性抑郁，性格内向（肝郁）	月经先后无定期、月经前后诸证、痛经、经断前后诸证、子晕、子痫、不孕等
素体脾气虚弱	月经先期、月经过多、崩漏、带下病、妊娠水肿等

第二节 病 机

（1）妇科疾病的主要病机，最终必须直接或间接损伤冲任督带、胞宫，才能导致妇科疾病的发生。

（2）妇科的病机特点：以脏腑、天癸、气血、经络为主体，强调奇经之冲任督带和胞宫、胞脉、胞络的重要性。

（3）妇科疾病的主要病机：①脏腑功能失常；②气血失调；③冲任督带损伤；④胞宫、胞脉、胞络受损；⑤肾－天癸－冲任－胞宫轴失调。

一、脏腑功能失常

关系最密切的是肾、肝、脾三脏。

	病机	病机转化	所致妇产科疾病
肾的病机	肾气虚：肾的气化封藏、摄纳功能减退的病理状态	精不化血，冲任血海匮乏	闭经、月经后期、月经过少、不孕等
		封藏失职，冲任不固	月经先期、月经过多、崩漏、产后恶露不绝等
		胎失所系，冲任不固	胎漏、胎动不安、滑胎等
		摄纳或系胞无力	胎动不安、子宫脱垂等
	肾阳虚：全身功能低下，温煦、气化作用减弱的病理状态	命门火衰，冲任失于温煦，胞宫虚寒	妊娠腹痛、产后腹痛、宫寒不孕等
		命门火衰，火不暖土，水湿下注	经行浮肿、经行泄泻、子肿、子满等
		气化失司，湿聚为痰，阻滞冲任、胞宫	月经后期、闭经、不孕等
		气化失常，水湿下注任带，任脉不固，带脉失约	带下病等
		命门火功能减退	性冷淡、闭经、排卵障碍性不孕等
		血失温运，滞而成瘀	子宫内膜异位症、多囊卵巢综合征等
	肾阴虚：肾所藏的阴精不足及由此发生的病理变化	精血不足，冲任血虚	月经后期、月经过少、闭经等
		冲任、胞宫胞脉失养	痛经、妊娠腹痛、不孕等
		水不涵木，肝阳上亢	妊娠眩晕、子痫等
肝的病机	肝气郁结	血为气滞，瘀阻冲任	闭经、痛经、经行乳胀、不孕症、妊娠腹痛、盆腔炎等
		冲任失调，血海蓄溢失常	月经先后无定期
		肝郁化热化火，热扰冲任血海	月经先期、月经过多、崩漏、胎漏、产后恶露不绝等
		气火上炎	经行头痛、经行吐衄、经行情志异常、产后乳汁自出等
		肝郁犯胃，胃失和降	妊娠恶阻
	肝经湿热	湿热下注任带，任脉不固，带脉失约	带下病、阴痒等
		湿热瘀结，瘀阻冲任、胞宫	盆腔炎、癥瘕、不孕等
	肝阴不足	冲任亏虚，血海不盈	月经过少、闭经、不孕等
		血虚生风	经行风疹块、妊娠身痒等
	肝阳上亢	阴虚阳亢	经行眩晕、经前头痛
		阴虚阳亢，阳化风动，风火相煽	子痫

病机		病机转化	所致妇产科疾病
脾的病机	脾失健运	脾虚血少，冲任亏虚，血海不盈	月经后期、月经过少、闭经、胎萎不长、缺乳等
		脾阳不振，水湿不运，湿聚为痰，阻滞冲任、胞宫	月经过少、闭经、癥瘕、不孕等
		湿邪内生，损伤任带，任脉不固，带脉失约	带下病等
	脾失统摄	冲任不固	月经过多、经期延长、崩漏、胎漏、产后恶露不绝、乳汁自出等
	脾虚下陷	冲任不固	月经过多、崩漏、阴挺等
	脾胃虚弱	冲气上逆，胃失和降	妊娠恶阻
心的病机		忧愁思虑，心气不宣，胞脉闭阻	月经不调、闭经、不孕等
		心火偏亢，肾水不足，水火失济	脏躁、产后抑郁等
		心火偏亢，扰动心神	妊娠心烦
		心火偏亢，移入小肠，传入膀胱	子淋
肺的病机		阴虚火旺，灼伤肺络	经行吐衄
		肺失宣降，失于通调水道	妊娠小便异常，产后小便异常

二、气血失调

病机		病机转化	所致疾病
气的病机	气虚	肺气虚，卫外不固	经行感冒、产后自汗、产后发热等
		中气虚、肾气虚，冲任不固	月经先期、月经过多、崩漏、胎漏、乳汁自出等
	气陷	气虚而致下陷	崩漏、子宫脱垂等
	气滞	肝气郁结，冲任血海阻滞	月经先后无定期、痛经、闭经、不孕等
		津液停滞，水湿不化，痰湿内生	经行浮肿、子肿、闭经、不孕等
		气郁化火，上扰神明，下迫冲任血海	经行情志异常、产后抑郁、脏躁、月经先期、月经过多、崩漏、胎漏等
	气逆	肺气上逆	子嗽
		胃气上逆	经行呕吐、妊娠恶阻等

续表

病机		病机转化	所致疾病
血的病机	血虚	冲任失养	月经后期、月经过少、闭经、痛经、妊娠腹痛、胎动不安、胎萎不长、产后血劳、产后腹痛、缺乳、不孕等
	血瘀	冲任瘀阻	痛经、闭经、崩漏、异位妊娠、产后腹痛、恶露不绝、不孕、癥瘕等
	血热	热扰冲任，迫血妄行	月经先期、月经过多、崩漏、经行吐衄、经行头痛，或胎漏、胎动不安，或产后发热等
		肝郁化热，热性炎上	经行头痛，经行情志异常等
		阴虚内热，热扰冲任，冲任不固	月经先期、崩漏、胎动不安、恶露不绝等
	血寒	血为寒凝，冲任失畅	月经后期、月经过少、闭经、痛经、胎萎不长、产后腹痛、产后身痛、宫寒不孕等

三、冲、任、督、带损伤

病机		所致疾病
冲任损伤	冲任亏虚	月经后期、月经过少、闭经、胎漏、胎动不安、胎萎不长、不孕等
	冲任血热	月经先期、月经过多、崩漏、胎漏、产后恶露不绝等
	冲任寒凝	月经后期、痛经、妊娠腹痛、不孕等
	冲任阻滞	月经后期、闭经、痛经、癥瘕、不孕等
	冲任失调	月经先后无定期
督脉虚损		闭经、崩漏、经断前后诸证、绝经妇女骨质疏松症等
带脉失约		带下病、胎动不安、滑胎、子宫脱垂等

四、胞宫、胞脉、胞络受损

病机		所致疾病
形质异常		幼稚子宫、子宫畸形、子宫肌瘤等 月经不调、闭经、痛经、滑胎、癥瘕、不孕等
藏泻失司	藏而不泻	月经后期、闭经、带下过少、胎死不下、滞产、难产、过期妊娠等
	泻而不藏	经期延长、月经过多、崩漏、带下病、流产、早产、产后恶露不绝等

续表

病机	所致疾病
痰瘀闭阻	月经过少、闭经、痛经、崩漏、不孕等
手术创伤	妇科急腹症、月经过少、闭经、盆腔炎、不孕等

五、肾－天癸－冲任－胞宫轴失调

＊任一环节障碍，均会引起生殖轴功能失调——→月经不调、闭经、崩漏、不孕等。

巩固与练习

一、单选题

1. 妇产科疾病的常见病因是(　　)
    A. 寒热湿邪　　　　B. 生活因素　　　　C. 情志因素
    D. 体质因素　　　　E. 以上都是

2. 导致妇科疾病之淫邪因素中以何项为多发(　　)
    A. 风寒湿　　　　　B. 寒湿热　　　　　C. 风湿热
    D. 暑湿热　　　　　E. 燥湿热

3. 导致妇科疾病之情志因素中以何项为常见(　　)
    A. 怒思恐　　　　　B. 喜悲怒　　　　　C. 怒思悲
    D. 忧恐惊　　　　　E. 悲恐惊

4. 中气不足所致妇科病证，哪项是错误的(　　)
    A. 阴挺　　　　　　B. 月经过多　　　　C. 产后腹痛
    D. 带下病　　　　　E. 崩漏

5. 妇产科疾病中最重要的发病机制为(　　)
    A. 血气失调　　　　B. 冲任损伤　　　　C. 脏腑功能失常
    D. 内伤七情　　　　E. 外感六淫

二、多选题

1. 妇产科疾病的病机，可概括为(　　)
    A. 脏腑功能失常　　　　　　　B. 气血失调
    C. 冲任、督带受损　　　　　　D. 胞脉、胞络受损

    E. 肾－天癸－冲任－胞宫轴失调

2. 冲、任二脉损伤包括(　　　)

    A. 直接损伤胞宫影响冲任功能紊乱

    B. 血气失调间接损伤，影响冲任功能紊乱

    C. 寒、热、湿邪损伤冲任

    D. 房劳多产损伤冲任

    E. 脏腑功能失常，影响冲任功能紊乱

3. 生活所伤导致妇产科疾病，其常见病因有(　　　)

    A. 房劳多产　　　　　B. 环境因素　　　　　C. 跌仆损伤

    D. 劳逸失度　　　　　E. 饮食失节

4. 肾虚所致的妇产科病症中，下列哪几项是错误的(　　　)

    A. 月经过多　　　　　B. 绝经前后诸症　　　　C. 经行乳房胀痛

    D. 缺乳　　　　　　　E. 崩漏

三、简答题

1. 为什么说肾－天癸－冲任－胞宫轴失调中以肾为主导？

2. 为什么说血气失调是妇科疾病的重要病机之一？

四、论述题

1. 为什么说冲任二脉损伤是妇产科疾病中最重要的发病机制？

2. 肾虚可导致哪些妇科病症？

参考答案

一、单选题

1. E　2. B　3. A　4. C　5. B

二、多选题

1. ABCDE　2. ABE　3. ACDE　4. ACD

三、简答题

略。

四、论述题

略。

第五章 妇科疾病的诊断与辨证

【考点重点点拨】

1. 妇科特殊问诊，包括问月经史、问带下史、问婚育史、问产后。
2. 妇科特殊望诊，包括望月经、望带下、望恶露、望阴户阴道、望乳房乳汁。
3. 月经期、妊娠期、临产之际及新产后的脉象。
4. 常用辨证方法。
5. 与妇科关系最密切的脏腑辨证。

第一节 四 诊

一、问诊

（1）问年龄 妇科疾病与年龄密切相关。问年龄在诊断和治疗上有重要意义。

（2）问主诉。

（3）问现病史。

（4）问月经史

①初潮年龄。

②月经周期。

③持续时间。

④经量。

⑤经色。

⑥经质。

⑦气味。

⑧末次月经。

⑨行经前后出现的症状，如下腹痛、乳房胀痛、腰痛等。

⑩中老年妇女应了解是否绝经、绝经年龄及绝经后有无阴道流血、骨质疏松等。

（5）问带下史 带下的量、色、质、气味以及伴随症状。

（6）问婚育史 未婚、已婚、再婚史。

①对于未婚女性要了解有无性生活史、人工流产史。

②对于已婚妇女，了解性生活情况，妊娠的次数、分娩次数，有无堕胎、小产、人工流产。

③孕妇了解妊娠过程，有无妊娠疾病（如胎漏、胎动不安、妊娠肿胀、子晕、恶阻、子痫等）。

（7）问产后

①分娩情况。

②有无难产。

③产后出血量情况、有无输血、恶露情况。

（8）问既往史。

（9）问家族史。

二、望诊

（1）望神形。

（2）望面色。

（3）望体形。

（4）望舌。

（5）望月经 观察月经：①量；②经色；③性质。

（6）望带下 观察带下：①量；②颜色；③性质。

（7）望恶露 观摩恶露：①量；②颜色；③性质。

（8）望阴户、阴道 观察阴户、阴道：①形态；②色泽。

（9）望乳房、乳汁 观察乳房：①发育；②颜色；③有无硬结、肿块；④乳头有无溢乳；⑤哺乳期还要注意乳汁的稀稠质地。

三、闻诊

（1）听声音。

（2）听胎心。

（3）闻气味。

四、切诊

（1）切脉

①月经脉：滑脉。

②妊娠脉：脉滑有力或滑数，尺脉按之不绝。

③临产脉：离经脉。

④产后脉：脉滑数，重按无力。

（2）按肌肤。

（3）扪腹部。

第二节　辨证要点

一、常用辨证方法

妇科常用辨证方法主要是脏腑辨证、气血辨证，辅以冲任督带辨证和胞宫或子宫辨证等。只有在如急性盆腔炎、产后发热感染邪毒时等特殊情况下才运用卫气营血辨证。

（一）脏腑辨证

与妇科最密切的是肾、肝、脾辨证。

脏腑辨证	证型	妇科证候辨证特点	备注
肾病辨证	肾气虚	①月经表现：月经初潮延迟，周期或提前或推后，经量或多或少等 ②妊娠期表现：阴道流血、腹痛、滑胎等 ③其他：不孕，阴道有物脱出等	以虚证为主。在妇科疾病中占首要地位。脾肾阳虚、肝肾阴虚每多并见
	肾阴虚	①经带表现：月经周期提前，月经量或多或少，经色鲜红，质稠，经间期出血，月经前后发热，赤白带下等 ②妊娠期表现：心烦等	
	肾阳虚	①经带表现：经行前后或经期浮肿，或泄泻，带下量多，色清质稀等 ②妊娠期表现：浮肿等 ③其他：不孕	

续表

脏腑辨证	证型	妇科证候辨证特点	备注
脾病辨证	脾虚血少	①月经表现：月经周期推后，经量少，色淡质稀，月经停闭等 ②妊娠期表现：胎儿发育迟缓 ③产后：乳汁清稀，量少或无	以虚证为多
	脾阳不振	①月经表现：经行前后腹泻或浮肿等 ②妊娠期表现：面部、四肢甚至全身浮肿，孕中后期腹大异常、腹部胀满等	
	脾虚湿盛	①经带表现：月经延后，闭经，经行前后腹泻或浮肿，带下过多等 ②妊娠期表现：子肿、子满等 ③其他：不孕等	
	脾失统摄	①经带表现：月经周期提前，月经量多，月经期延长，崩漏等 ②产后：乳汁自出	
肝病辨证	肝郁气滞（主要表现在精神情志和气机不调两方面）	①月经表现：月经周期或提前或推后，经量或多或少，经色紫红，有血块，行经前后乳房胀痛，情志异常等 ②妊娠期表现：小腹胀痛等 ③产后：乳汁量少或无 ④其他：下腹部肿块，不孕等	主要为实证，少数为虚证，或虚中夹实证
	肝郁化热（有肝阴不足之虚证）	①月经表现：月经周期提前，经量多，色红，有血块，月经前后吐衄、头痛等 ②产后：乳汁自溢等	
	肝经湿热	带下表现：带下量多，色黄，质稠，臭秽，阴部瘙痒等	
	肝阳上亢	①月经表现：月经前后头痛等 ②妊娠期表现：眩晕、烦躁等	
	肝肾阴虚	①月经表现：月经初潮延迟，周期推后，经行小腹疼痛，经量少，色鲜红，质稠，月经停闭，月经前后乳房胀痛，发热等 ②带下表现：带下黄或赤白相间，阴部瘙痒等	

（二）气血辨证

证型	妇科证候辨证特点	备注
气虚证	①月经表现：月经周期提前，经量多，色淡质稀等 ②妊娠期表现：小便异常等 ③产后：漏乳，出汗多，小便异常等	气损及阳——阳虚证：肢冷、怕冷、出冷汗，脉迟等
气滞证	①月经表现：月经周期推后，经量少，色暗有块，经行小腹疼痛，经行乳房胀痛等 ②妊娠期表现：妊娠肿胀等 ③其他：下腹部肿块等	以胀闷、疼痛为主症

续表

证型		妇科证候辨证特点	备注
血虚证		①月经表现：月经周期推后，经量少，月经停闭，色淡质稀，月经前后头痛等 ②妊娠期表现：阴道流血，腹痛，胎儿生长迟缓等 ③产后：下腹疼痛，乳汁少，色淡质稀	血虚可与他证兼并出现气血两虚、阴血亏虚、血虚夹瘀等
血瘀证		①月经表现：月经周期推后，经量少或多，月经停闭，色暗有块，月经期腹痛或头痛，月经淋漓不净，经间期出血等 ②妊娠期表现：腹痛等 ③产后：下腹疼痛，恶露淋漓不净等 ④其他：下腹部肿块，不孕等	
血热证		①月经表现：月经周期提前，经量多，月经期延长，月经淋漓不净，经期发热等 ②妊娠期表现：阴道流血等 ③产后：发热，恶露淋漓不净等	
血寒证	实寒	①月经表现：月经周期推后，经量少，色黯淡有块，经行腹痛拒按等 ②产后：身痛等	
	虚寒	①经带表现：月经周期推后，经量少，色黯淡有块，带下量多，质清稀等 ②妊娠期表现：小腹冷痛，喜按等 ③其他：不孕等	

（三）冲任督带辨证

证型			妇科证候辨证特点
冲任损伤	冲任亏虚证	冲任不足	①月经表现：月经周期推后，经量少，月经停闭等 ②妊娠期表现：滑胎等 ③其他：不孕等
		冲任不固	①月经表现：月经周期缩短，经量多，月经淋漓不净，月经中期出血等 ②妊娠期表现：阴道流血，堕胎，小产等 ③产后：恶露淋漓不净等 ④其他：阴道有物脱出等
	冲任寒凝证	冲任虚寒	月经表现：经行小腹冷痛，喜按，得热则解，经色黯淡，质清稀等
		冲任实寒	①月经表现：经行小腹冷痛，拒按，得热则解，经色黯，经行不畅等 ②产后：恶露难涩不畅等
	冲任瘀阻证		①月经表现：月经周期推后，经量少，月经停闭，经色紫暗有块，小腹痛，块下痛减，月经淋漓不净等 ②产后：恶露淋漓不净等 ③其他：下腹部肿块，不孕等

续表

证型			妇科证候辨证特点
冲任损伤	冲任血热证	冲任实热	月经表现：经色鲜红，质稠，甚至月经停闭等
		冲任虚热	月经表现：经色深红，质稠，或有血块等
	冲任失调证		①月经表现：月经周期或提前或推后，经量或多或少，经色淡或紫红，伴经行少腹胀痛，乳房胀痛，腰膝酸软等②其他：不孕等
督脉虚损证			背寒脊痛，腰骶酸楚，下元虚冷，带下清冷，孕育障碍等
带脉失约（主要辨其提系和约束功能的失常）			腹部胀满，腰部弛散无力，如坐水中，阴挺、阴肿。带下量色质异常

（四）胞宫（子宫）辨证

证型		妇科证候辨证特点	
寒凝胞宫证	胞宫虚寒	小腹隐痛，喜按，坠痛，经色淡黯，质稀薄	小腹冷痛，得热则解，月经周期推后，经量少，月经停闭
	胞宫实寒	小腹绞痛拒按，经色黯如黑豆汁	
热伤胞宫证	实热	月经周期提前，经量多，经色深红，经期发热等	
	热毒	发热腹痛拒按，甚则高热，经量多，月经淋漓不净等	
	虚热	月经周期延后，经量少，经色鲜红，月经淋漓不净等	
胞宫虚损证		月经初潮延迟，身材瘦长或瘦小，周期或提前或推后，经量或多或少等。经量少，色淡黯，质清稀渐至月经停闭，第二性征发育不良	
痰瘀阻胞证	痰阻胞宫	带多稠黏，肥胖，口淡纳呆，胸闷泛恶等	
	痰湿化热	月经不调，经色暗或挟黏液，带下色黄，少腹痛，口干苦，头重胸闷等	
	瘀阻胞宫	小腹疼痛，经行加重，痛引腰骶及肛门，经色暗红有块，或经行不畅等	
	痰瘀郁阻胞宫	月经推后，经色暗红，质黏腻或有块，小腹胀痛，带下绵绵等	
手术创伤	肾虚精亏，气血两虚或肾虚血瘀	月经经量少，色淡质稀，小腹隐痛，喜按，腰膝酸软等	
	瘀阻胞宫胞脉	周期性腹痛拒按，或肛门坠胀，或腰痛，或经常小腹胀痛，经量少或经闭不行，带多，舌黯或舌边瘀斑，脉弦	

二、月经病、带下病、妊娠病、产后病的辨证要点

（一）月经病的辨证要点

月经病的辨证，以<u>月经期、量、色、质的变化</u>结合全身症状、舌脉作为辨证依据。

（二）带下病的辨证要点

带下病的辨证，以<u>带下量、色、质、气味的变化</u>，结合全身症状、舌脉作为辨证依据。

（三）妊娠病的辨证要点

妊娠病涉及母、胎两方面，故妊娠病的辨证：①首先应<u>分清属母病或胎病</u>；②其次是辨明<u>胎元（胚胎或胎儿）是否存活</u>，<u>长养是否正常</u>。以确立治疗原则：①或<u>治病与安胎并举</u>，②或需<u>下胎以益母</u>。

（四）产后病的辨证要点

产后病的辨证应根据：①<u>恶露的量、色、质和气味</u>；②<u>腹痛之轻重</u>；③<u>乳汁之多少、色质</u>；④<u>饮食和二便情况</u>等，结合全身症状和舌脉作为辨证依据。

第三节　辨病与辨证

＊妇产科在<u>辨病基础上的辨证论治</u>始于<u>《金匮要略》妇人三篇</u>。

一、中医辨病与辨证结合

＊定义：先辨中医之病，后辨中医之证。

二、中医辨证与辨西医病结合

（1）辨病基础上分型治疗。

（2）按中医病因病机本质论治西医疾病。

（3）中医辨证论治与分阶段论治结合。

（4）辨西医病因病理专方论治。

巩固与练习

一、单选题

1. 妊娠的常脉多为（　　）
    A. 弦滑   B. 滑数   C. 滑
    D. 弦   E. 弦紧

2. 月经期的常脉多为（　　）
    A. 弦滑   B. 滑数   C. 滑
    D. 弦   E. 弦紧

3. 问月经史时要注意月经的（　　）
    A. 期、量、色、质   B. 量、色、质、味
    C. 期、量、色、味   D. 初潮年龄或绝经年龄
    E. 伴随症状

4. 着重了解量、色、质、气味的病证是（　　）
    A. 前阴病   B. 妊娠病   C. 带下病
    D. 临产病   E. 妇科杂病

5. 带下是指妇女阴道流出的黏性液体，正常的带下应是（　　）
    A. 无色无味   B. 色白清稀   C. 色白如涕
    D. 清稀如水   E. 如脓如血

二、多选题

1. 妇科切诊应包括（　　）
    A. 切脉   B. 腹部叩诊   C. 按肌肤
    D. 按胸部   E. 扪腹部

2. 问月经史要注意问（　　）
    A. 初潮年龄   B. 月经周期、经期
    C. 经量、经色、经质、气味   D. 末次月经
    E. 行经前后伴随的症状

3. 产后病的辨证应根据（　　）等，结合全身症状和舌脉作为辨证依据。

    A. 恶露的量、色、质和气味   B. 乳汁之多少、色质

    C. 饮食   D. 二便情况

    E. 腹痛之轻重

4. 个人生活史包括( )

    A. 工作环境   B. 生活习惯   C. 个人嗜好

    D. 家庭情况   E. 文化水平

5. 妇科望诊主要观察( )

    A. 神   B. 色   C. 形态

    D. 分泌物   E. 排泄物

三、填空题

1. 月经病的辨证，以_____的变化结合全身症状、舌脉作为辨证依据。

2. 望恶露要注意观察恶露的_____。

四、简答题

1. 妊娠病的辨证要点是什么？

2. 妇科问诊为何要强调问年龄？简要说明其临床意义。

3. 脏腑辨证有哪些常见证型？

4. 气血辨证有哪些常见证型？

五、论述题

1. 论述肾病在妇科临床上有哪些常见表现？

2. 论述血虚常有哪些证候，多导致哪些妇科疾病？

参考答案

一、单选题

1. B   2. C   3. A   4. C   5. A

二、多选题

1. ACE   2. ABCDE   3. ABCDE   4. ABC   5. ABCDE

三、填空题

1. 月经期、量、色、质。

2. 量多少、颜色、性质。

四、简答题

略。

五、论述题

略。

第六章　妇科疾病的治疗

【考点重点点拨】

1. 调补脏腑的主要内容。
2. 周期疗法的定义。
3. 常用内治法。
4. 中医妇科急症的范畴，各急症的治则。

概述

①以药物内服为主要治疗手段。
②局部证候可借助外治法。
③危急重证应掌握"急则治其标"原则。
④注意调节情志或心理疗法，适当配合食疗。

第一节　常用内治法

一、中医妇科学内治法的主线

包括：①调补脏腑；②调理气血；③调治冲任督带；④调养胞宫；⑤调控肾－天癸－冲任－胞宫轴。突出"调"的治则。

二、常用内治法

常用内治法		具体治法
调补脏腑	滋肾补肾 （滋阴不忘阳，补阳不忘阴）	补益肾气
		温补肾阳
		滋养肾阴

常用内治法	具体治法		
调补脏腑	疏肝养肝		疏肝解郁
			疏肝清热
			养血柔肝
			疏肝清热利湿
	健脾和胃	健脾法	健脾养血
			健脾除湿
			补气摄血
			健脾升阳
		和胃法	和胃降逆
			清胃泄热
调理气血	理气法		理气行滞
			调气降逆
			补气升提
	调血法		补血养血
			清热凉血
			清热解毒
			温经散寒
			活血化瘀
利湿祛痰			
调治冲任督带	调补冲任		
	温化冲任		
	清泄冲任		
	疏通冲任		
	和胃降冲		
	扶阳温督（温阳补肾）		
	健脾束带		
调养胞宫	温经暖胞		
	泻热清胞		
	补养益胞		
	逐瘀荡胞		
	益气固宫		
调控肾-天癸-冲任-胞宫轴	周期疗法：是按照中医妇科学的基础理论，结合月经周期中在经后期、经间期、经前期、行经期不同时期的肾阴阳转化、消长节律和气血盈亏变化的规律，采用周期性用药的治疗方法		
	针刺疗法		

第二节　常用外治法

一、外治法沿革

《金匮要略·妇人杂病脉证并治》用狼牙汤洗外阴治阴疮、蛇床子散方温阴中坐药、矾石丸纳阴中治湿热带下，开创了中医妇科学外阴冲洗、阴道纳药外治法的先河。

二、常用外治法

外治法	定义	作用	适应证	注意事项
坐浴	中药煎取汤液，趁热置于盆器，患者先熏后坐浸在药液中	清热解毒、杀虫止痒、消肿止痛、软化局部组织	阴疮、阴痒、阴肿、带下病、子宫脱垂并感染	①阴道出血、患处溃烂出血、经期禁用 ②妊娠期慎用 ③防止交叉感染
外阴、阴道冲洗	药液直接冲洗外阴、阴道	止带、止痒、止痛和消毒	外阴炎、阴道炎、宫颈炎、盆腔炎等引起的带下病、阴痒和阴道、盆腔手术前的准备	①禁性生活 ②注意内裤、浴具的清洁消毒 ③月经期禁用 ④妊娠期慎用
阴道纳药	以栓剂、散剂等剂型，把药物纳入阴道，使之直接作用于阴道或宫颈外口等部位	清热解毒、杀虫止痒、除湿止带、祛腐生肌	带下病、阴痒、阴道炎、宫颈炎、宫颈原位癌、子宫脱垂并感染等	同外阴、阴道冲洗
贴敷法	将药物敷于患处	止痛、消肿、散结、利尿，或清热解毒、温经散寒、托脓生肌	乳痈、回乳妇科各种痛证，如痛经、盆腔炎、子宫内膜异位症、产后腹痛、阴户肿痛、手术后疼痛等以及产后癃闭、癥瘕、不孕症等	妊娠期不宜外敷下腹部，尤其不可使用麝香等有下胎作用的药物

续表

外治法	定义	作用	适应证	注意事项
宫腔注入	将中药注射液注入子宫腔和输卵管，了解输卵管畅通情况，或治疗宫腔及输卵管粘连、阻塞	活血祛瘀、疏通脉络	宫腔、输卵管粘连造成的月经不调、痛、不孕症等	①必须在月经干净后3~7天内进行②术前须妇科检查和白带检查③注药前要常规消毒外阴、阴道和宫颈，注药时应缓慢推注④治疗前后1周内应避免性生活，以免引起感染
肛门导入	以药液保留灌肠，或以栓剂直肠给药	润肠通便、清热解毒、凉血活血、散结消癥	癥积、慢性盆腔炎、盆腔瘀血综合征、子宫内膜异位症等	月经期、阴道出血时及妊娠期应慎用
中药离子导入	利用离子透入原理，借助药物离子导入仪的直流电场作用，将药物离子经皮肤或黏膜导入盆腔或胞中，并在局部保持较高的药物浓度和较长时间，使药效得以充分地发挥	清热解毒、活血通络	慢性盆腔炎、子宫内膜异位症、手术后盆腔粘连、陈旧性宫外孕等	
介入疗法	在医学影像设备（如放射、超声）引导下，经皮穿刺或经自然孔道至靶器官局部给予介质进行治疗	①了解生殖道通畅度②栓塞血管以达止血作用	输卵管阻塞的诊断与治疗，超声介导下输卵管配子移植的助孕技术，卵巢癌、绒癌的治疗	
手术疗法	根据不同的疾病施行不同的手术方式	①止血②去除病灶等	暴崩下血，异位妊娠，堕胎不全，生殖道肿瘤、阴挺等	

第三节 中医妇科急证的治疗

一、中医妇科急证的内容

包括血崩证、急腹证、高热证、厥脱。

二、急证治疗原则

①或急则治标；②或标本同治；③或辨证与辨病结合施治。

中医妇科急证	定义	治则	治法
血崩证	阴道急剧而大量出血者	止血 预防厥脱	辨证用药 辨病施治
急腹证	急性下腹部疼痛者	辨病施治 不可随意使用镇痛剂	辨证用药 针灸治疗
高热证	体温升高达39℃以上者	退热	药物治疗 物理降温 中西医结合治疗 手术治疗
厥脱	①厥证与脱证并发 ②突然昏倒，不省人事 ③面唇苍白、四肢厥冷或大汗淋漓 ④脉微欲绝 ⑤可继发于血崩证、急腹证、高热证之后	回阳救逆 益气固脱	中药治疗 针灸治疗 中西医结合治疗

巩固与练习

一、单选题

1. 下列哪项不是中医妇科的常用治法（ ）

　　A. 疏肝养肝　　　　　B. 滋肾补肾　　　　　C. 养肺润燥

　　D. 健脾和胃　　　　　E. 补益气血

2. 肝肾同司下焦，肝主藏血，肾主藏精，精血互生，肝肾同源，故补肾法常与哪一法同用（ ）

　　A. 调肝法　　　　　　B. 养血法　　　　　C. 活血法

　　D. 养肝法　　　　　　E. 补气法

3. 肝主疏泄，肾司闭藏，一开一合，一泄一藏，两者协调，以维持月经的按期藏泻，故补肾法常与哪法配合运用(　　　)

　　A. 养肝法　　　　　　B. 理气法　　　　　C. 养血法

　　D. 抑肝法　　　　　　E. 调肝法

4. 补肾益气常用的代表方剂是(　　　)

　　A. 大补元煎　　　　　B. 六味地黄丸　　　C. 右归丸

　　D. 真武汤　　　　　　E. 五苓散

5. 温肾助阳常用的代表方剂是(　　　)

　　A. 金匮肾气丸　　　　B. 补肾地黄丸　　　C. 左归丸

　　D. 固阴煎　　　　　　E. 真武汤

6. 滋肾养肝常用的代表方剂是(　　　)

　　A. 左归丸　　　　　　B. 右归丸　　　　　C. 逍遥散

　　D. 六味地黄丸　　　　E. 固阴煎

二、多选题

1. 调补脏腑主要调补(　　　)

　　A. 肝　　　　　　　　B. 肾　　　　　　　C. 心

　　D. 肺　　　　　　　　E. 脾

2. 治疗血崩证的原则(　　　)

　　A. 止血　　　　　　　B. 调经　　　　　　C. 止痛

　　D. 复旧　　　　　　　E. 预防厥脱

三、填空题

1. 妇科急腹证不可随意使用_____。

2. 若肾阴不足或真阴亏损而致妇科病症者，治宜滋养肾阴、填精益髓，即所谓"_____"。常用方如_____等。

3. 补肾法往往与养肝法同用，是因为_____，肝主藏血，肾主藏精，精血互生，_____。

4. 肝肾为冲任之本，临床上往往通过调补肝肾以体现调补冲任，故_____之法，经常配合运用。

四、名词解释

周期疗法

五、简答题

如何理解中医内治突出"调"的治则？

参考答案

一、单选题

1. C　2. D　3. E　4. A　5. A　6. A

二、多选题

1. ABE　2. AE

三、填空题

1. 镇痛剂

2. 壮水之主，以制阳光；六味地黄丸、左归饮、左归丸

3. 肝肾同司下焦；肝肾同源

4. 调肝补肾

四、名词解释

周期疗法是按照中医妇科学的基础理论，结合月经周期中在经后期、经间期、经前期、行经期不同时期的肾阴阳转化、消长节律和气血盈亏变化的规律，采用周期性用药的治疗方法。

五、简答题

略。

第七章 预防与保健

【考点重点点拨】

月经期、妊娠期、产褥期卫生。

一、女性各期卫生

时期	卫生
青春期	①进行卫生宣教 ②普及性教育 ③注意个人卫生 ④定期体检
月经期	①保持外阴清洁 ②运动适度 ③注意保暖 ④饮食有节 ⑤保持心情舒畅
新婚期	①婚前检查 ②婚前指导 ③新婚卫生
妊娠期	①生活规律 ②饮食健康 ③注意胎教 ④节制房事（孕3月内和7个月以后） ⑤定期检查
产褥期	①充分休息 ②保持清洁 ③严禁房事 ④定期检查

续表

时期	卫生
哺乳期	①乳房清洁 ②饮食调节 ③调节情志 ④用药慎重 ⑤注意避孕
中年期	①预防早衰 ②重修生息 ③防治疾病 ④调节情志
围绝经期	①进行宣教 ②定期防癌检查 ③劳逸结合 ④生活起居规律
老年期	①平静而乐观地看待社会 ②重视饮食调理 ③定期健康普查 ④劳逸、体位相宜

二、性养生保健

①遵守道德规范。

②适龄婚嫁。

③房事适度与和谐。

④房事禁忌：经期、孕期、产后、醉酒、内伤七情、体弱有病均禁房事。

⑤房事卫生。

巩固与练习

一、单选题

月经期中不正确的是（　　　）

A. 保持外阴清洁　　　B. 注意加强运动　　　C. 注意保暖

D. 饮食有节　　　E. 保持心情舒畅

二、多选题

产褥期的卫生包括（　　　）

A. 充分休息　　　B. 保持清洁　　　C. 定期检查

D. 适当房事　　　E. 加强运动

三、简答题

怎样理解妊娠期、产褥期、哺乳期卫生？

参考答案

一、单选题

B

二、多选题

ABC

三、简答题

略。

各　论

第八章 月经病

第一节 概 述

【考点重点点拨】

月经病的定义、治疗原则、常用治法。

一、定义

月经病是以月经的周期、经期、经量、经色、经质等发生异常，或伴随月经周期，或于经断前后出现明显症状为特征的疾病，是妇科临床的多发病。

二、病因病机

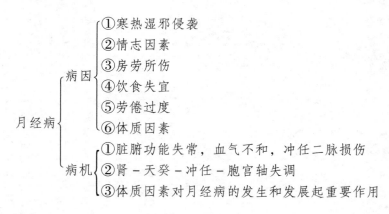

三、诊断

月经病的诊断多以四诊收集的临床表现为依据，以主要症状而命名，故其诊断多与病名一致。

四、月经病的辨证

着重月经的期、量、色、质的异常及伴随月经周期或经断前后出现的症状，同时结合全身证候，运用四诊八纲进行综合分析。

五、月经病的治疗

（一）治疗原则

1. 重在治本以调经

（1）治本　消除导致月经病的病因和病机。

（2）调经　针对病机运用各种治疗方法使月经恢复正常，常以补肾扶脾为要。

（3）临证首先要分清先病和后病，治病求本。

（4）具体治法

①补肾：益先天之阴精或补益肾气，以填补精血为主，佐助阳益气。

②扶脾：益血之源或统血，以健脾益气或健脾除湿升阳为主。

③疏肝：通调气机，以开郁行气为主，佐养肝柔肝。

④调理气血：辨气病、血病。或治气，佐理血；或治血，佐理气。

⑤调理冲任：使冲通任盛，无经病之患。

⑥调养胞宫。

2. "急则治其标，缓则治其本"

（二）治疗规律

（1）顺应月经周期中阴阳转化和气血盈亏的变化规律。

（2）顺应不同年龄阶段论治的规律：少年重肾，生育期重肝，绝经期重脾。

（3）掌握虚实补泻规律　虚证以补肾扶脾养血为主，实证以疏肝理气活血为主。

六、月经期的调护

适寒温；调情志；慎劳逸；禁房事；保清洁。

巩固与练习

简答题

1. 月经病的病因病机是什么？
2. 月经病的治疗原则是什么？

第二节　月经先期

【考点重点点拨】

1. 月经先期的定义、病因病机、诊断及鉴别诊断、辨证要点、治疗原则与分型证治。

2. 清经散、两地汤、固阴煎的方药组成。

一、概述

（1）定义　月经周期提前 7 天以上，甚至 10 余日一行；连续 2 个周期以上。

（2）属于以周期异常为主的月经病。

（3）常与月经过多并见，严重者可发展为崩漏。

（4）又称"经期超前""经行先期""经早"等。

二、病因病机

$$
\begin{matrix}
气虚 \begin{cases} ①脾气虚 \\ ②肾气虚 \end{cases} 统摄无权，冲任不畅 \\
\\
血热 \begin{cases} ①阳盛血热 \\ ②阴虚血热 \\ ③肝郁血热 \end{cases} 热扰冲任，迫血下行
\end{matrix}
\Bigg\} \rightarrow 月经先期
$$

三、诊断要点

1. 病史 有血热史，或情志内伤史、盆腔炎等病史。

2. 临床表现

①月经提前来潮，周期不足 21 天。

②连续出现2 个月经周期以上。

③经期基本正常。

④可伴有月经过多。

3. 检查

（1）妇科检查

①盆腔无明显器质病变，多属黄体功能不足之排卵性月经失调。

②有盆腔炎症体征者，属盆腔炎所引起的月经先期，按盆腔炎论治。

（2）辅助检查 黄体功能不足而月经先期者，可见：①基础体温：双相，黄体期 <12 天，或排卵后体温上升缓慢，幅度 <0.3℃。②诊刮（月经来潮 12 小时内）：内膜呈分泌反应不良。

四、鉴别诊断

病名	相同点	不同点			
		出血时间	量	持续时间	基础体温
月经先期	可见阴道出血 10 余日一行	经期	每次大致相同，与正常经量一样	基本与正常月经相同	高温下降成低温开始时出血
经间期出血		多在周期第 12 ~ 16 天	较正常月经少，或为透明黏稠的白带夹有血丝；与正常月经常表现为出血一次多一次少的现象	短，可为数小时或 2 ~ 7 天，可自行停止	低温相向高温相交替时出血

五、辨证论治

（一）辨证要点

根据经量、经色、经质的变化，结合全身症状及舌脉，辨其属实、属虚、属热。

证型		月经变化				全身症状	舌象	脉象
		期	量	色	质			
气虚证	脾气虚证	提前而至	多	淡红	清稀	神疲懒言、纳呆便溏等	舌淡红苔薄白	细弱
	肾气虚证		或多或少	淡黯	清稀	腰酸膝软、头晕耳鸣等	舌淡黯苔白润	沉细
血热证	阳盛血热		多	深红或紫红	黏稠	心烦口干、尿黄便结等	舌质红苔黄	数或滑数
	阴虚血热		或少或多	鲜红	稠	颧红咽干、手足心热等	舌红少苔	细数
	肝郁血热		或多或少	紫红	稠或有血块	胸闷胁胀、烦躁口苦等	舌红苔薄黄	弦数

（二）治疗

（1）治疗原则　重在调整月经周期，使之恢复正常。重视平时调治。

（2）分型论治

证型		治法	方药
气虚证	脾气虚证	补脾益气，摄血调经	补中益气汤或归脾汤
	肾气虚证	补益肾气，固冲调经	固阴煎或归肾丸
血热证	阳盛血热	清热凉血调经	清经散
	阴虚血热	养阴清热调经	两地汤
	肝郁血热	疏肝清热，凉血调经	丹栀逍遥丸

六、转归与预后

若伴经量过多、经期延长，可发展为崩漏，病情反复，应积极治疗。

七、预防与调摄

节饮食；调情志；适劳逸；节房事和节制生育。

巩固与练习

一、单选题

1. 月经先期，量多，色淡，质稀薄，多属（   ）

    A. 脾气虚　　　　　B. 阴虚血热　　　　　C. 阳盛血热

    D. 血寒　　　　　　E. 肝郁血热

2. 经行先期，量少，色红，质黏稠，舌红少苔，脉细数。代表方选（   ）

    A. 清经散　　　　　B. 丹栀逍遥散　　　　C. 固阴煎

    D. 龙胆泻肝汤　　　E. 两地汤

3. 常与月经先期并见的病证是（   ）

    A. 月经过多　　　　　　　　B. 经期延长

    C. 月经先后无定期　　　　　D. 崩漏

    E. 痛经

二、填空题

清经散的药物组成是_____。

三、简单题

1. 月经先期的辨证要点有哪些？

2. 试述实热所致月经先期各证型的鉴别要点。

参考答案

一、单选题

1. A　2. E　3. A

二、填空题

牡丹皮、地骨皮、白芍、熟地黄、青蒿、黄柏、茯苓

三、简答题

略。

第三节 月经后期

【考点重点点拨】

月经后期的定义、病因病机、辨证要点、治疗原则与分型证治。

一、概述

(1) 定义 月经周期延后 7 天以上，甚至 3 ~ 5 个月一行者，连续 2 个周期以上。

(2) 属于以周期异常为主的月经病。

(3) 月经后期如伴经量过少，常可发展为闭经。

(4) 又称"经行后期""月经延后""经迟"。

二、病因病机

$$
\left.\begin{array}{l}
虚\left\{\begin{array}{l}肾虚\\血虚\\虚寒\end{array}\right.经血不足，冲任不充\\
实\left\{\begin{array}{l}血寒\\气滞\end{array}\right.血行不畅，冲任受阻
\end{array}\right\}
\begin{array}{l}血海不能按时满溢\\\rightarrow 月经后期\end{array}
$$

三、诊断要点

1. 病史

禀赋不足，或有感寒饮冷、情志不遂史。

2. 临床表现

月经周期延后 7 天以上，甚至 3 ~ 5 个月一行，可伴有经量及经期的异常，一般认为需连续两个周期以上。

3. 检查

妇科检查：子宫大小正常或略小。

辅助检查 { BBT、阴道脱落细胞、宫颈黏液结晶、内分泌
激素测定：了解性腺功能
B 超：了解子宫、卵巢的发育和病变 }

四、鉴别诊断

病名	相同点	不同点
月经后期	月经过期未至	以周期异常为主要表现，可伴有经量及经期的异常，妊娠试验阳性
早孕		早孕反应，妊娠试验阳性，B 超可见宫内孕囊
妊娠期出血病证		早孕反应，妊娠试验阳性，阴道流血异于平时，或伴小腹疼痛，结合 B 超可明确诊断

五、辨证论治

（一）辨证要点

根据月经的量、色、质及全身证候，结合舌脉辨其虚、实、寒、热。

证型		月经变化			全身症状	舌象	脉象
	期	量	色	质			
肾虚证	周期延后	量少	黯淡	清稀	腰酸腿软，头晕耳鸣等	舌淡苔薄白	沉细
血虚证		量少	淡红	清稀	头晕心悸，或小腹绵绵作痛	舌淡红	细弱
血寒证 虚寒证		量少	淡红	清稀	小腹隐痛，喜暖喜按，腰酸便溏	舌淡苔白	沉迟或细弱
血寒证 实寒证		量少	黯	血块	小腹冷痛拒按，畏寒肢冷	舌淡黯苔白	沉紧
气滞证		量少或正常	黯红	或有血块	小腹胀痛，精神抑郁，经前乳痛	苔薄白或微黄	弦或弦数

（二）治疗

（1）治疗原则 虚者补之，实者泻之，重在平时，以调整周期为主。

（2）分型论治

证型		治法	方药
肾虚证		补肾养血调经	当归地黄饮
血虚证		补血益气调经	大补元煎
血寒证	虚寒证	扶阳祛寒调经	温经汤（《金匮要略》）或艾附暖宫丸
	实寒证	温经散寒调经	温经汤（《妇人大全良方》）
气滞证		理气行滞调经	乌药汤

六、转归与预后

（1）本病常与月经量少同时出现，治疗及时得当，一般预后较好，否则可发展为闭经。

（2）育龄期，若月经后期、量少，常可导致不孕。

七、预防与调摄

适寒温；节饮食；调情志；计划生育，避免过多产育。

巩固与练习

一、单选题

1. 月经后期，量少，色淡红，质清稀，小腹隐痛喜按，脉沉迟，方选（   ）

　　A. 温经汤　　　　　　B. 少腹逐瘀汤　　　　　C. 艾附暖宫丸

　　D. 人参养荣汤　　　　E. 大补元煎

2. 月经后期的诊断和鉴别要点包括（   ）

　　A. 月经周期延后，甚或四五十日一至

　　B. 注意是否妊娠

　　C. 应排除妊娠出血病证

　　D. 月经周期延后 7 天以上，并非偶然一次者

　　E. 月经周期时有延后，甚则 6 月一行者

二、多选题

下列各项，属于月经后期常见病机的是( )

A. 肾虚　　　　　　B. 血虚　　　　　　C. 气滞

D. 血寒　　　　　　E. 气虚

三、填空题

1. 大补元煎的药物组成是_____。

2. 月经后期实寒证选_____，虚寒证选_____。

四、简答题

月经后期的临床特征是什么？

参考答案

一、单选题

1. A　2. D

二、多选题

ABCD

三、填空题

1. 人参、山药、熟地黄、杜仲、当归、山茱萸、枸杞、炙甘草

2. 温经汤（《妇人大全良方》）

温经汤（《金匮要略》）或艾附暖宫丸

四、简答题

略。

第四节　月经先后无定期

【考点重点点拨】

月经先后无定期的定义及辨证论治。

一、概述

（1）定义　月经周期时或提前时或延后 7 天以上，连续 3 个周期以上者。

（2）本病以月经周期紊乱为特征。

（3）本病若伴有经量增多及经期延长，常可发展为崩漏。

（4）又名"经水先后无定期""经乱"等。

二、病因病机

$$\left.\begin{array}{l}\text{肝郁：肝气逆乱、疏泄失司}\\\text{肾虚：肾气亏损、藏泻失司}\end{array}\right\}\left.\begin{array}{l}\text{冲任失调}\\\text{血海蓄溢失常}\end{array}\right\} \rightarrow \begin{array}{l}\text{月经先后}\\\text{不定期}\end{array}$$

常见肝肾同病。

三、诊断要点

（1）病史　七情内伤或慢性疾病史。

（2）临床表现　月经不按期来潮，提前或错后 7 天以上，并连续 3 个周期以上，一般经期正常，经量不多。

（3）检查

①妇科检查：子宫大小正常或偏小。

②辅助检查：内分泌激素测定。

四、鉴别诊断

病名	相同点	不同点	
		经期	经量
月经先后无定期	月经周期紊乱	正常	不多
崩漏		严重紊乱，可淋漓不断	严重紊乱，阴道出血可量多如注，也可量少淋漓

五、辨证论治

（1）辨证要点　结合月经的<u>量</u>、<u>色</u>、<u>质</u>及脉证综合分析。

（2）治疗大法　以疏肝、补肾、调理冲任气血为法。

证型	月经变化				全身症状	舌象	脉象	治法	方药
	期	量	色	质					
肝郁证	月经提前或错后	或多或少	暗红或紫红	或有血块	少腹胀甚连及胸胁，叹息、嗳气食少	苔薄白或薄黄	弦	疏肝理气调经	逍遥散
肾虚证		少	淡黯	清	腰酸，头晕耳鸣	舌淡苔白	细弱	补肾调经	固阴煎

肝郁肾虚——补肾疏肝调经——定经汤

六、预后与转归

多治愈。若治疗不及时或调护不当，则可转为崩漏或闭经，治疗比较困难。

七、预防与调摄

调情志；节房事；节生育。

巩固与练习

一、单选题

1. 月经先后无定期的诊断要点有（　　）

　　A. 月经周期不固定

　　B. 经期时或提前时或退后 7 天以上

　　C. 连续出现 3 个周期以上

　　D. 经量过多

　　E. 经量过少

2. 月经先后无定期属肝肾同病者，可用（　　）

　　A. 固阴煎　　　　　　　B. 逍遥散　　　　　　　C. 左归饮

D. 定经汤　　　　　　E. 大补元煎

二、填空题

月经先后无定期的常见证型_____、_____。

三、简答题

月经先后无定期与崩漏怎样鉴别?

参考答案

一、单选题

1. B　2. D

二、填空题

肝郁、肾虚

三、简答题

略。

第五节　月经过多

【考点重点点拨】

1. 月经过多的定义、主要病机、辨证论治。
2. 月经过多与崩漏的鉴别诊断。

一、概述

（1）定义　月经量较正常明显增多，而周期基本正常。

（2）超过80ml 为月经过多。

（3）可与周期、经期异常并发，尤以并发月经先期多见。

二、病因病机

主要病机：冲任不固，经血失于制约。

气虚—中气不足，冲任不固，血失统摄

血热—热扰冲任，迫血妄行　　　　　　↘月经过多

血瘀—瘀阻冲任，血不归经

三、诊断要点

1. 病史

大病久病、精神刺激、经期产后感邪或房事不禁史，或宫内节育器避孕史。

2. 临床表现

月经量明显增多，但在一定时间内能自然停止。周期、经期一般正常，也可伴有月经提前或错后，或经行时间延长。

3. 检查

妇科检查：功能失调性子宫出血者或宫内节育器所致者盆腔可无明显器质性病变，而子宫肌瘤等所致者多有阳性体征

辅助检查
卵巢功能测定
子宫内膜病理检查
有助于诊断功能失调性子宫出血
B超：有助于诊断盆腔器质性病变

四、鉴别诊断

病名	相同点	不同点		
		周期	经期	出血能否自止
月经过多	阴道出血量多	正常	可正常，也可合并经期延长	能
崩漏		无周期性	时间长、淋漓日久	不能

五、辨证论治

（1）辨证要点　根据经色、经质等，结合脉证，辨其寒热虚实。

（2）治疗原则　经期以辨证止血固冲为主；平时应根据辨证以治本。

证型	月经变化		全身症状	舌脉	治法	方药
	色	质				
气虚证	淡红	清稀	气短乏力	舌淡苔薄，脉细弱	补气摄血固冲	举元煎
血热证	鲜红或深红	黏稠或有血块	口渴便结	舌红苔黄，脉滑数	清热凉血固冲	保阴煎
血瘀证	紫黯	有血块	小腹疼痛	舌紫黯或有瘀点，脉涩	活血化瘀止血	失笑散

六、转归与预后

（1）本病常因失血过多引起气血俱虚，严重影响身体健康，应针对病因积极治疗。

（2）如病程过长，可发展为崩漏，反复难愈。

七、预防与调摄

调情志；适饮食，勿过食辛辣；慎劳逸。

巩固与练习

一、单选题

1. 治疗月经过多气虚证，应首选的方剂是（　　）

　　A. 八珍汤　　　　　B. 参苓白术散　　　　C. 举元煎

　　D. 圣愈汤　　　　　E. 大补元煎

2. 月经过多气虚证的治法是（　　）

　　A. 健脾补肾固冲　　B. 补气摄血固冲　　　C. 凉血清热固经

　　D. 益气养心固冲　　E. 温阳益气固冲

3. 月经过多血瘀证的治法是（　　）

　　A. 清热凉血止血　　B. 活血化瘀止血　　　C. 理气活血止痛

　　D. 养阴清热止血　　E. 活血散寒止血

二、多选题

　　下列哪些是引起月经过多及月经先期的病因病机（　　）

　　A. 气虚　　　　　　B. 血虚　　　　　　　C. 血瘀

　　D. 血热　　　　　　E. 痰湿

三、填空题

举元煎的药物组成是_____。

四、简答题

保阴煎的药物组成是什么？它适用于妇科的何病、何证型？（提示：月经过多的血热型，崩漏虚热型及胎漏、胎动不安和恶露不绝的血热型）

参考答案

一、单选题

1. C　2. B　3. B

二、多选题

AD

三、填空题

人参、黄芪、白术、升麻、炙甘草

四、简答题

略。

第六节　月经过少

【考点重点点拨】

月经过少的定义、诊断及辨证论治。

一、概述

（1）定义　月经周期正常，月经量明显减少，或经行时间不足2天甚或点滴即净。

（2）一般认为月经量少于20ml 为月经过少。

（3）可与周期异常并见。若后期伴量少，常可发展为闭经。

二、病因病机

$$虚\begin{cases}肾虚\\血虚\end{cases}精亏血少，冲任血海亏虚，经血不足$$

$$实\begin{cases}血瘀\\痰湿\end{cases}痰瘀阻滞，冲任受阻，血行不畅$$

$$\Big\}\rightarrow 月经过少$$

三、诊断要点

1. 病史

可有失血、结核病、反复流产等病史及剖宫术史。

2. 临床表现

经量明显减少，甚或点滴即净，周期可正常，常与月经后期并见。

3. 检查

妇科检查：盆腔器官基本正常或子宫体偏小

$$辅助检查\begin{cases}内分泌激素测定：有助诊断性腺功能低下引起的月经过少\\B超\\诊刮\\宫腔镜\\子宫碘油造影\end{cases}$$

有助诊断子宫发育不良、子宫内膜结核、子宫内膜炎、宫腔粘连

四、鉴别诊断

病名	相同点	不同点	
		症状	辅助检查
月经过少		月经周期正常，出血在月经期	妊娠试验阴性
经间期出血	阴道少量出血	出血发生在两次月经中间，可表现为透明黏稠的白带夹有血丝	BBT多见双相，出血发生于低温相向高温相交替时，妊娠试验阴性
激经		有早孕反应	妊娠试验阳性，B超可见宫内有孕囊，活胎

五、辨证论治

（一）辨证要点

月经的色、质、有无腹痛，结合症状及舌脉以辨虚实。

证型	月经变化				全身症状	舌象	脉象
	量	色	质	腹痛			
肾虚证	素少或渐少	黯淡	稀	冷痛	腰膝酸软、头晕耳鸣等	舌淡	脉沉弱或沉迟
血虚证	渐少	淡	稀	小腹空坠	头晕眼花、心悸怔忡等	舌淡红	脉细
血瘀证	涩少，多突然减少	紫黯	有血块	胀痛，血块出痛减		舌紫黯有瘀斑	脉沉弦或沉涩
痰湿证	少	淡红	黏腻如痰		形体肥胖、带下量多黏稠	舌淡苔白腻	脉滑

（二）治疗

（1）治疗大法　虚者重在补肾滋肾，或濡养精血以调经，实者宜活血通利。

（2）分型论治

证型	治法	方药
肾虚证	补肾益精，养血调经	归肾丸
血虚证	养血益气调经	滋血汤
血瘀证	活血化瘀调经	桃红四物汤
痰湿证	化痰燥湿调经	苍附导痰丸

六、转归与预后

本病常与月经后期并见，如不及时调治，可发展为闭经、不孕。

七、预防与调摄

经期适寒温；调情志；节房事；及早积极治疗原发病；防治卵巢早衰。

巩固与练习

一、单选题

1. 下列月经过少的病因病机中，错误的是（　　　）
   A. 饮食劳倦，损伤脾气，生化之源不足，冲任气血亏虚，血海不充
   B. 房劳多产，肾精亏损，冲任亏虚，血海不能满溢
   C. 大病久病，营血亏虚，冲任血虚，血海不充
   D. 情志抑郁，肝气逆乱，疏泄失司，冲任失调
   E. 寒邪伏于冲任，血为寒凝，运行不畅

2. 月经量少，点滴即净，色淡无块，质稀，伴头晕眼花，心悸怔忡，面色萎黄，舌淡，苔薄白，脉细无力，其治疗选方为（　　　）
   A. 人参养营汤　　　B. 滋血汤　　　C. 归脾汤
   D. 八珍汤　　　　　E. 补中益气汤

3. 治疗月经过少血瘀证，应首选的方剂是（　　　）
   A. 血府逐瘀汤　　　B. 少腹逐瘀汤　　　C. 桃红四物汤
   D. 身痛逐瘀汤　　　E. 膈下逐瘀汤

二、填空题

月经过少的治疗原则_____。

三、简答题

月经过少与经间期出血怎样鉴别？

参考答案

一、单选题

1. D　2. B　3. C

二、填空题

虚者重在补肾滋肾，或濡养精血以调经，实者宜活血通利。

三、简答题

略。

第七节　经期延长

【考点重点点拨】

经期延长的定义、诊断要点及鉴别诊断、辨证论治。

一、定义

周期基本正常，经行时间超过 7 天以上，甚或淋漓半月方净。

二、病因病机

主要病机：脏腑经脉气血失调，冲任不固或冲任损伤，经血失于制约。

气虚——中气不足，冲任不固，不能制约经血
虚热——阴虚内热，热扰冲任，血海不宁 　}→经期延长
血瘀——瘀血阻滞冲任、胞宫，经血妄行

三、诊断要点

1. 病史

可有盆腔炎史或上环手术史。

2. 临床表现

①行经时间超过 7 天，少于 14 天。

②周期基本正常，或伴有经量增多。

3. 检查

妇科检查：功血者妇检无器质性病变；慢性盆腔炎者可见宫体、附件压痛。

辅助检查：①基础体温测定；②内分泌激素测定；③内膜组织学检查。

四、鉴别诊断

病名	相同点	不同点		
		周期	阴道出血时间	出血能否自止
经期延长	阴道流血时间超过7天	基本正常	超过7天，少于14天	可自止
漏下		周期紊乱	延续数十日或数月	不能自止

五、辨证论治

（一）辨证要点

以月经量、色、质为主，结合全身证候、舌脉综合分析。

证型		月经变化			全身症状	舌象	脉象
		期	量	色	质		
气虚证		周期基本正常，经期延长	多	淡	稀	倦怠乏力等	舌淡苔薄	脉缓弱
血热证	虚热证		少	鲜红	稀	咽干口燥、潮热颧红等	舌红少苔	脉细数
	湿热证		不多	黯如败酱	黏腻	夹带下量多，或下腹热痛	舌红苔黄腻	濡数
血瘀证			或多或少	紫黯	有血块	经行小腹疼痛拒按	舌紫黯有瘀点	脉弦涩

（二）治疗

（1）治疗大法　固冲止血调经。重在缩短经期，以经期服药为主。

（2）分型论治

证型		治法	方药
气虚证		补气摄血，固冲调经	举元煎
血热证	虚热证	养阴清热止血	两地汤合二至丸或固经丸
	湿热证	清热祛湿，化瘀止血	固经汤
血瘀证		活血祛瘀止血	桃红四物汤合失笑散加味

六、转归与预后

若合并月经过多，或持续半月不净者，有转为崩漏之势，应予重视。

七、预防与调摄

（1）经期避免过劳及剧烈运动。

（2）经期、产褥期注意卫生，禁房事。

（3）调情志。

巩固与练习

一、单选题

1. 经期延长各证型的治法和代表方为（　　）

    A. 气虚者，治以补气摄血固冲，方用补中益气汤

    B. 阴虚血热者，治以养阴清热止血，方用两地汤合二至丸

    C. 血热者，治以清热凉血固冲，方用清经散

    D. 血瘀者，治以活血祛瘀止血，方用桃红四物汤合失笑散

    E. 脾虚者，治以益气健脾止血，方用归脾汤

2. 患者行经时间延长，量或多或少，经色紫暗，有块；经行小腹疼痛，拒按；舌质紫暗，脉弦涩。治疗应首选的方剂是（　　）

    A. 少腹逐瘀汤　　　　　　　　B. 桃红四物汤合失笑散

    C. 膈下逐瘀汤　　　　　　　　D. 身痛逐瘀汤

    E. 血府逐瘀汤

3. 患者行经时间延长，量多，色淡，质稀，倦怠乏力，气短懒言，面色㿠白，舌淡，苔薄，脉缓弱。其治法是（　　）

    A. 益气养血调经　　　　　　　B. 补气摄血，固冲调经

    C. 凉血清热，止血调经　　　　D. 活血养血，固冲调经

    E. 益气清热，凉血调经

二、填空题

经期延长的治疗原则，重在 _____，使达正常范围，故以 _____为要。

三、简答题

1. 经期延长的诊断要点是什么？
2. 经期延长与漏下如何鉴别？

参考答案

一、单选题

1. D   2. B   3. B

二、填空题

缩短经期，经期服药

三、简答题

略。

第八节   经间期出血

【考点重点点拨】

经间期出血的定义、诊断和鉴别诊断、辨证论治。

一、概述

（1）定义 两次月经中间，即氤氲之时，出现周期性的少量阴道出血。

（2）若出血量增多，出血期延长、失治误治可发展为崩漏。

二、病因病机

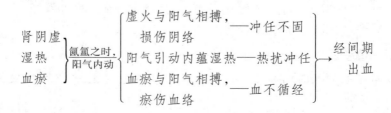

三、诊断要点

1. 病史

青春期月经不调史；手术流产史。

2. 临床表现

（1）两次月经中间，约在周期第 12～16 天出现规律性的少量阴道出血。

（2）出血持续2～3 日或数日。

（3）可伴腰酸，少腹两侧或一侧胀痛。

（4）白带增多，质地透明如蛋清样，或赤白带下。

3. 检查

（1）妇科检查　宫颈黏液透明呈拉丝状夹有血丝或有赤白带下。

（2）辅助检查　①基础体温（BBT）：多见低高温相交替时出血；BBT 升高，出血停止；②此期血中雌、孕激素测定水平偏低。

四、鉴别诊断

（1）与月经先期鉴别　见本章第一节鉴别诊断。

（2）与月经过少鉴别　见本章第五节鉴别诊断。

（3）与赤带鉴别　见下表。

病名	相同点	不同点
赤带	月经周期正常，非经期阴道有血性液体流出	①绵绵不断，无周期性 ②持续时间长，或反复发作 ③可有接触性出血史 ④妇检常见宫颈糜烂、赘生物或子宫、附件区压痛明显
经间期出血		①在两次月经之间（多在周期第 12～16 天），有周期性 ②出血量较正常月经少，与正常月经常表现为出血一次多、一次少的现象，或为透明黏稠白带夹有血丝 ③持续时间短：可为数小时，或 2～7 天自行停止

五、辨证论治

（一）辨证要点

根据出血量、色、质＋全身症状及舌脉辨证。

证型	出血情况				全身症状	舌象	脉象
	时间	量	色	质			
肾阴虚	两次月经中间（多在月经的第12~16天）	少或稍多	鲜红	稍稠	头晕腰酸、寐差、五心烦热等	舌体偏小质红	细数
湿热		稍多	深红	黏腻	带下量多色黄，小腹时痛，骨节酸楚，纳呆腹胀等	舌质红苔黄腻	细弦或滑数
血瘀		少或多少不一	紫黑	有血块	少腹两侧或一侧胀痛或刺痛，情志抑郁等	舌质紫或有紫斑	细弦

（二）治疗

（1）治疗原则

①重在经后期，以滋肾养血为主，兼热者清之，兼湿者降之，兼瘀者化之。

②必须认识到本病病理生理特点及阴阳互根的关系，补阴不忘阳，选择适当的补阳药物。

③出血时在辨证论治前提下，适当加固冲止血药。

（2）分型论治

证型	治法	方药
肾阴虚证	滋肾养阴，固冲止血	两地汤合二至丸
湿热证	清利湿热，固冲止血	清肝止淋汤
血瘀证	化瘀止血	逐瘀止血汤

六、转归与预后

（1）若阳气不能恢复则出血可延续到经前期。

（2）反复出血、病情缠绵者，治疗不及时可引起月经周期紊乱，月经淋漓不尽，甚或崩漏、不孕等。

七、预防与调摄

（1）慎劳逸。

（2）注意卫生，严禁房事。

（3）饮食清淡，忌勿过食辛辣。

（4）调情志。

巩固与练习

一、单选题

1. 下列哪项不是经间期出血的特点（　　　）

  A. 基础体温低高相交替时阴道少量出血

  B. 排卵期周期性阴道少量出血

  C. 阴道出血常少于正常月经量

  D. 经净后两天阴道大量出血

  E. 在两次月经之间有周期性的出血

2. 下列各项，需与经间期出血相鉴别的病证是（　　　）

  A. 月经先后无定期、赤带

  B. 漏下、月经先期、月经过少

  C. 月经先期、月经过少、赤带

  D. 胎漏、胎动不安

  E. 经期延长、月经过少、赤带

3. 在基础体温低高温相交替时出血的病证是（　　　）

  A. 月经先期　　　　B. 经间期出血　　　　C. 胎漏

  D. 崩漏　　　　　　E. 胎动不安

二、填空题

经间出血发生的主要机制，是由于_____元精充实，阳气内动，加以 _____不足、_____内蕴或_____内留等因素动血，导致阴道出血。

三、简答题

1. 经间期出血是怎样形成的?

2. 简述经间期出血与赤带如何鉴别。

参考答案

一、单选题

1. D　2. C　3. B

二、填空题

经间期, 肾阴, 湿热, 瘀血

三、简答题

略。

第九节　崩　　漏

【考点重点点拨】

1. 崩漏的定义、主要病机、急症处理、辨证论治及代表方药。

2. "治崩三法"。

3. 不同年龄段患者崩漏血止后的治疗原则。

一、概述

（1）定义　崩漏是指经血非时暴下不止或淋漓不尽。前者谓之崩中, 后者谓之漏下。

（2）崩漏是月经周期、经期、经量发生严重失常的病证, 属妇科疑难急重病证。

（3）崩与漏出血情况虽不同, 然二者常互相转化, 交替出现。

（4）崩漏可发生在月经初潮后到绝经的任何年龄, 影响生育。

（5）崩漏常由月经不调发展而来, 可与闭经交替出现。

二、病因病机

（一）常见病因

虚、热、瘀。

（二）主要病机

<u>冲任损伤，不能制约经血</u>，使子宫藏泄失常。

崩漏的发生发展常气血同病、多脏受累、因果相干。其<u>病本在肾，病位在冲任胞宫</u>，<u>变化在气血</u>，表现为子宫藏泻无度，是肾－天癸－冲任－胞宫轴的严重失调。

脾虚——气虚不摄，血失统摄

肾虚 ｛ 肾气虚——封藏失司
肾阳虚——阳不摄阴，封藏失职 ｝ 冲任不固
肾阴虚——阴虚失守，虚火动血 ｝ 不能制约经血 →崩漏

血热——不能制约经血

血瘀——瘀阻冲任，血不归经

三、诊断要点

1. 病史

注意以下 4 点：

①<u>年龄</u>及<u>月经史，有无崩漏史</u>。

②有无口服避孕药或其他激素。

③有无宫内节育器及输卵管结扎术史。

④有无内科出血病史。

2. 临床表现

①月经<u>周期</u>紊乱。

②行经<u>时间超过半月以上</u>，甚或数月断续不休。

③亦有停闭数月又突然暴下不止或淋漓不尽。

④常有不同程度贫血。

3. 检查

（1）妇科检查

①应无明显的器质性病变。

②如发现子宫颈息肉、子宫肌瘤不属求病论治范围。

（2）辅助检查　根据病情选做 B 超、MRI、宫腔镜检查、诊断性刮宫、基础体温测定，以排除生殖器肿瘤、炎症或全身性疾病引起的阴道出血。

四、鉴别诊断

1. 崩漏与月经不调的鉴别

病名	周期	经量	经期	特点
崩漏	无	或多或少	不能自止	周期、经期、经量严重紊乱
月经先期	缩短，＜21 天	正常	正常	周期改变
月经过多	正常	增多	正常	经量改变
经期延长	正常	正常	＞7 天，＜14 天	经期改变
月经先后无定期	提前或推后＞7 天，＜14 天	正常	正常	周期改变

2. 崩漏与其他疾病的鉴别

病名	与崩漏的相同点	与崩漏鉴别要点
经间期出血	均为出血非时而下	①出血在两次月经中间 ②有规律性 ③出血仅 2~3 天，不超过 7 天 ④可自然停止
赤带	不规则少量出血	①带下夹血丝 ②有正常月经
妊娠早期出血性疾病（如胎漏、胎动不安、异位妊娠）	不规则阴道出血	①病史：停经史 ②妊娠实验：阳性 ③B 超检查可助鉴别
产后出血病（如产后恶露不绝）	阴道出血	发生在产后

续表

病名	与崩漏的相同点	与崩漏鉴别要点
生殖器肿瘤出血	不规则阴道出血	①妇科检查：可见宫颈、宫体或附件肿物 ②B超、MRI检查：可提示盆腔包块 ③诊断性刮宫：可提示子宫内膜不典型增生或癌变等 ④宫颈活检：可提示宫颈不典型增生或癌变
生殖系炎症	漏下不止	①妇科检查：可见宫颈息肉、子宫压痛、附件增厚、压痛等 ②宫腔镜检查、诊断性刮宫：可见子宫内膜充血，内膜专性细胞浸润
外阴阴道外伤出血	不规则阴道出血	①病史：跌仆损伤、暴力性交史 ②妇科检查：外阴、阴道有新鲜裂伤，可见活动性出血
内科血液病（如再生障碍性贫血等）	阴道出血量多，甚则暴下，或淋漓不尽	①再生障碍性贫血病史 ②检查：血分析、凝血因子、骨髓细胞分析

五、辨证论治

（一）急症处理

崩漏属血证、急证。根据"急则治其标，缓则治其本"的原则，暴崩之际，急当"塞流"止崩，以防厥脱。根据情况选用以下方法。

（1）补气摄血止崩　独参汤；丽参注射液。

（2）温阳止崩

①中西医结合抢救。

②参附汤。

③参附注射液或六味回阳汤。

（3）滋阴固气止崩

①生脉注射液或参麦注射液。

②生脉二至止血汤。

（4）祛瘀止崩　田七末；云南白药；宫血宁胶囊。

（5）针灸止血　艾灸百会、大敦（双）、隐白（双）。

（6）西药或手术止血

①输液、输血补充血容量以抗休克。

②激素止血。

③诊刮术。

（二）辨证要点

（1）首辨出血期还是止血后　出血期多见标证或虚实夹杂证，止血后常显本证或虚证。

（2）出血期，当根据血证呈现的量、色、质特点，初辨其证之寒、热、虚、实。

（3）临证时须结合全身脉证和必要的检查综合分析。

（三）出血期辨证分型

证型		月经变化			全身症状	舌象	脉象
		期	量	色	质		
脾虚证		非时暴下不止，或淋漓日久不尽	多	淡	清稀	神疲气短，小腹空坠，纳呆便溏等	舌淡胖，有齿印，苔白	沉弱
肾虚证	肾气虚		多	淡红或淡黯	清稀	小腹空坠，腰脊酸软等	舌淡黯，苔白润	沉弱
	肾阳虚		多	淡红或淡黯	稀	肢冷畏寒，腰膝，小便清长，夜尿多	舌淡黯，苔白润	沉细无力
	肾阴虚		少	鲜红	稍稠	头晕耳鸣，腰膝酸软，五心烦热等	舌红，少苔或有裂纹	细数
血热证	虚热证		少或多	鲜红	稍稠	潮红，烦热少寐，咽干，便结	舌红少苔	细数
	实热证		多	深红	稠	口渴烦热，便秘溺黄	舌红，苔黄	滑数
血瘀证			时多时少	暗	稠，有血块	小腹疼痛或胀痛	舌质紫暗或尖边有瘀点	弦细或涩

（四）治疗

（1）治疗原则　急则治其标（止血），缓则治其本（恢复周期）。

（2）治崩三法

①塞流：即止血，暴崩之际急当止血防脱。

②澄源：即正本清源，亦是求因治本。用于出血减缓后的辨证论治。

③复旧：即固本善后，血止后以调整月经周期为治本之法。

（3）治崩三法的运用

①出血期以塞流、澄源为主，止血后以复旧为主，结合澄源。

②塞流须澄源，澄源当固本，复旧要求因。三法相互为用，各有侧重。

（4）出血期的治疗方法　以塞流、澄源为主。

（5）出血期的分型论治。

证型		治法	方药
脾虚证		补气摄血，固冲止崩	固本止崩汤
肾虚证	肾气虚证	补肾益气，固冲止血	加减苁蓉菟丝子丸
	肾阳虚证	温肾益气，固冲止血	右归丸
	肾阴虚证	滋肾益阴，固冲止血	左归丸合二至丸或滋阴固气汤
血热证	虚热证	养阴清热，固冲止血	上下相资汤
	实热证	清热凉血，固冲止血	清热固经汤
血瘀证		活血化瘀，固冲止血	逐瘀止血汤或将军斩关汤

（6）止血后治疗　是治愈崩漏的关键。

①治疗方法：以复旧为主，结合澄源。

②不同年龄段的治疗原则。

年龄段	治疗原则	治法
青春期	①调整月经周期，建立排卵功能以防复发 ②调整月经周期，而不强调有排卵	补肾为主的中药人工周期疗法（连用3个月经周期）： ①经后期滋肾养血以促卵泡生长 ②经间期补肾活血促排卵 ③经前期调补肾阴阳和补肾疏肝以维持黄体功能 ④行经期活血化瘀通经
生育期	①肝脾肾同治，恢复肾－天癸－冲任－胞宫轴功能 ②调经种子	
围绝经期	①纠正体虚贫血 ②防止复发 ③预防恶性病变	健脾益气养血以善后，用大补元煎或人参养荣汤

③常用治法

a）辨证论治：参考出血期治疗，去除止血药，加补血药。

b）按年龄阶段论治。

c）按盈虚消长规律论治：止血后以滋肾填精、养血调经为主，用左归丸、归肾丸或定经汤，用3周；第4周，活血化瘀通经，用桃红四物汤加味。

d）中西医结合论治：必要时中药结合激素治疗。

e）手术治疗：顽固性崩漏或诊刮病理提示有恶变倾向者宜手术治疗。

六、转归与预后

（1）崩漏转归，常多脏受累，气血同病，因果转化。出血期必有瘀阻冲任、子宫的转归。暴崩下血，易出现气阴（血）两虚夹瘀，或阴损及阳。

（2）崩漏的预后与发育和治疗相关

①青春期崩漏：随发育渐成熟，肾－天癸－冲任－胞宫生殖轴协调，最终可建立正常排卵的月经周期；少数发育不良或治疗不规范者可因某些诱因复发。

②生育期崩漏：部分患者有自愈趋势，大多可恢复或建立正常排卵周期，达到经调而后子嗣。亦有少数患者，子宫内膜长期增生过长伴发不孕症，有转变为子宫内膜腺癌的危险。

③更年期崩漏：多数较好，血止后健脾补血以消虚弱症状。少数需手术治疗或促使其绝经以防复发，并注意排除恶性病变。

七、预防与调摄

（1）预防

①未病先防：重视经期卫生，避免或减少宫腔手术；及早治疗月经过多等有出血倾向的月经病。

②既病防变：遵照"治崩三法"及早治愈，加强锻炼，防复发。

（2）调摄　首重个人卫生防感染，次调饮食增营养，再适劳逸畅情怀。

巩固与练习

一、单选题

1. 崩漏的发生机制（　　　）

A. 冲任损伤，不能约制经血

B. 任带损伤，不能约制经血

C. 任督损伤，不能约制经血

D. 肾虚不固

E. 瘀阻胞宫

2. 青春期崩漏，其证多属(　　　)

A. 肾气不足　　　　B. 肝郁血热　　　　C. 脾气虚弱

D. 肝肾亏损　　　　E. 血热

3. 暴崩下血，四肢厥逆，脉微欲绝，选用(　　　)

A. 固本止崩汤　　　B. 参附汤　　　　C. 胶艾汤

D. 举元煎　　　　　E. 独参汤

二、填空题

1. 崩漏中的青春期患者多属_____，育龄期患者多见_____，更年期患者多因_____或_____。

2. 治崩三法又不可截然分割，塞流需_____，澄源当_____。

三、名词解释

崩漏

四、简答题

1. 崩漏、月经过多、经期延长、经间期出血均有阴道异常出血，四者应如何鉴别？

2. 脾虚型崩漏的主证、治法、代表方剂是什么？

3. 什么是治崩三法？

参考答案

一、单选题

1. A　2. A　3. B

二、填空题

1. 肾气不足，肝郁血热，肝肾亏损，脾肾虚弱

2. 澄源，固本

三、名词解释

崩漏是指月经周期、经期、经量发生严重失常的病证,是指经血非时暴下不止或淋漓不尽;前者谓之崩中,后者谓之漏下。

四、简答题

略。

第十节 闭 经

【考点重点点拨】

闭经的定义、分类、诊断步骤、常用检查、辨证论治。

一、概述

(1) 定义 女子年逾 16 周岁,月经尚未来潮;或月经周期已建立后又中断 6 个月以上;或月经停闭超过 3 个月经周期者。前者为原发性闭经,后者为继发性闭经。

(2) 对先天性生殖器官缺如,或后天器质性损伤而无月经者,不属本节讨论范围。

(3) 对青春期、妊娠期、哺乳期、绝经前后的月经停闭不行,或月经初潮后 1 年内月经不行,又无其他不适者,不作闭经论。

(4) 根据病变部位的不同,闭经可分为:子宫性闭经、卵巢性闭经、垂体性闭经、下丘脑性闭经、其他内分泌功能异常闭经。

二、病因病机

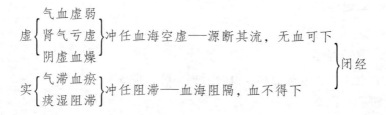

三、诊断要点

1. 病史

①停经前月经情况。

②有无诱因。

③闭经时间。

④经闭后出现症状。

⑤原发性闭经需了解更多情况。

2. 临床表现

女子已逾 16 周岁未有月经初潮；或月经初潮 1 年余，或已建立月经周期后，现停经已达 6 个月以上，或按自身周期计月经停闭超过 3 个月经周期。

3. 检查

（1）全身检查　体质、发育、营养情况，毛发分布，第二性征发育情况。

（2）妇科检查　①了解外阴、子宫、卵巢发育情况；②对原发性闭经尤需注意外阴发育情况，处女膜有无闭锁，有无阴道、子宫、卵巢缺如。

（3）辅助检查

①基础体温（BBT）、宫颈黏液结晶检查、阴道脱落细胞检查：可间接了解卵巢功能。

②血清性激素测定：可协助判断闭经内分泌原因。

③B 超检查：可排除先天性无子宫、子宫发育不良或无卵巢闭经。

④头颅蝶鞍摄片或 CT、MRI 检查：排除垂体肿瘤所致闭经。

⑤内窥镜检查：a）宫腔镜检查可直接观察子宫内膜及宫腔情况，以排除宫腔粘连所致闭经；b）腹腔镜检查加病理活检可提示多囊卵巢综合征、卵巢不敏感综合征。

⑥诊断性刮宫：可了解性激素分泌情况、子宫颈与宫腔有无粘连、子宫内膜有无结核。

⑦其他特殊检查：染色体核型分析；甲状腺、肾上腺功能测定等。

（4）闭经的诊断步骤

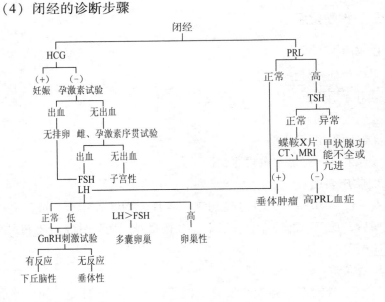

四、鉴别诊断

病名	相同点	与闭经的不同点		
		年龄	症状	检查
少女初潮后停经		初潮后1年内	无不适	
育龄期妊娠停经（如胎死腹中）	月经停闭	育龄期	有早孕反应	①妇检：宫颈着色、软，子宫增大，但小于妊娠月份 ②B超：子宫增大，宫腔内可见胚芽，甚或胚胎或胎儿
围绝经前停经		围绝经期	①月经正常或紊乱，继而闭经 ②有烘热汗出等围绝经期症状	①妇检：子宫大小正常或稍小 ②血清性激素可出现围绝经期变化，即FS从LH升高

五、辨证论治

（一）辨证要点

以全身症状为依据，结合病史及舌脉，分清虚实。

证型	月经情况				全身症状	舌脉
	期	量	色	质		
气血虚弱	后期，渐至停闭	少	淡红	薄	神疲肢倦，头晕眼花，面色萎黄等	舌淡苔薄，脉沉细弱
肾气亏损	①16岁未行经②初潮偏迟，时停闭③周期建立后，月经延后渐至停闭	少	淡红	稀	体质虚弱，发育欠佳；或腰膝酸软，头晕耳鸣，倦怠乏力，夜尿频多等	舌淡黯，苔薄白，脉沉细
阴虚血燥	后期，渐至停闭	少	鲜红	稠	五心烦热，颧红唇干，盗汗，干咳等	舌红，苔少脉细数
气滞血瘀	以往尚正常，突然停闭		黯红	血块	胸胁乳房少腹胀痛，抑郁或易怒等	舌紫黯有瘀点，脉沉弦涩
痰湿阻滞	后期，渐至停闭	少	淡红	黏腻	肥胖，胸闷痰多，倦怠，或带下量多	苔腻，脉滑

（二）治疗

（1）治疗原则

①虚者补而通之，实者泻而通之，虚实夹杂者当补中有通，攻中有养。

②若他病致闭经，应先治原发病。

（2）治疗目的　恢复或建立规律性月经周期，或正常连续自主有排卵月经。以3个周期为准。

（3）用药注意事项　不可过用辛温香燥之品。

（4）分型论治

证型	治法	方药
气血虚弱	益气养血调经	人参养荣汤
肾气亏损附：肝肾不足	补肾益气，调理冲任补肾养肝调经	加减苁蓉菟丝子丸加淫羊藿、紫河车归肾丸
阴虚血燥	养阴清热调经	加减一阴煎加丹参、黄精等
气滞血瘀	理气活血，祛瘀通经	血府逐瘀汤或膈下逐瘀汤
痰湿阻滞	健脾燥湿化痰，活血调经	四君子汤合苍附导痰丸加当归、川芎

六、转归与预后

（1）取决于病因、病位、病性、体质、环境、精神状态、饮食等诸多环节。若病因简单，一般预后稍好，月经可行，但对建立和恢复排卵有一定难度；若病因复杂，或多脏腑损伤则难于调治。

（2）本病易反复。

（3）若闭经久治不愈，可导致不孕症、性功能障碍、代谢障碍、心血管病等其他疾病。

七、预防与调摄

（1）正确处理产程，防止产后大出血。

（2）调情志，适饮食。

（3）采取避孕措施，避免多次人流或刮宫。

（4）经行之际，避免冒雨涉水，忌食生冷，适当运动。

（5）不宜长期服用避孕药、减肥药等药物。

（6）及时治疗某些慢性病。

巩固与练习

一、单选题

1. 虚证闭经的主要发病机制为（　　　）

    A. 肝肾亏损，冲任不充　　　　　B. 精血不足，血海空虚

    C. 阴血不足，气血亏损　　　　　D. 脾肾阳虚，化源不足

    E. 肾气亏损，先天不足

2. 下列哪一项可诊断为闭经（　　　）

    A. 月经三月一行，无其他不适

    B. 月经一年一行，无其他不适

    C. 以往月经不调，现闭止 6 个月以上

    D. 产后半年尚未行经

    E. 绝经 2 年，月经未来潮

3. 阴虚血燥型闭经的首选方是（　　　）

  A. 保阴煎   B. 加减一阴煎   C. 两地汤

  D. 清经散   E. 左归丸

二、多选题

苍附导痰丸可用于治疗(   )

  A. 月经过多   B. 月经过少

  C. 月经先后无定期   D. 闭经

  E. 痛经

三、填空题

闭经的治疗原则是_____。

四、简答题

1. 何为原发性闭经，何为继发性闭经？

2. 试述气滞血瘀型闭经和气滞血瘀型痛经主要证候和治法的异同。

参考答案

一、单选题

1. B   2. C   3. B

二、多选题

BD

三、填空题

虚者补而通之，实者泻而通之，虚实夹杂者当补中有通，攻中有养。

四、简答题

略。

第十一节 痛 经

【考点重点点拨】

痛经的定义、病因病机、辨证论治，包括治疗原则。

一、概述

1. 定义 妇女正值经期或经行前后，出现周期性下腹疼痛，或痛引腰骶，甚则剧痛昏厥者。亦称"经行腹痛"。

2. 临床上可分为两类

①原发性痛经：功能性痛经，是指生殖器官无器质性病变者。

②继发性痛经：盆腔器质性疾病如子宫内膜异位症、子宫腺肌症、盆腔炎或宫颈粘连所引起的痛经。

二、病因病机

（一）病位

子宫、冲任。

（二）主要病机

①不通则痛；②不荣则痛。

气滞血瘀
寒凝血瘀 ⟶ 邪伏冲任 —经前经期 气血下注→ 胞脉壅滞 冲任不畅 —不通 则痛→ 痛经
湿热瘀阻

气血虚弱
肾气亏损 ⟶ 冲任不足 —经后 气血外泄 子宫暂虚→ 冲脉更虚 胞脉失养 —不荣 则痛→ 痛经

三、诊断要点

1. 病史

痛经史，或经量异常、不孕、放置宫内节育器、盆腔炎等病史。

2. 临床表现

①腹痛多发生在经前 1~2 天，行经第 1 天达高峰，少数于经血将净或经净后 1~2 天出现腹痛或腰腹痛。

②可呈阵发性痉挛性或胀痛伴下坠感。

③严重者或放射至腰骶部、肛门、阴道、股内侧。甚至可见面色苍

白、出冷汗、手足发凉等晕厥之象。

3. 检查

（1）检查

①一般无腹肌紧张或反跳痛。

②无阳性体征者属功能性痛经。

③妇检有阳性体征者可能是盆腔炎、子宫内膜异位症等引起的继发性痛经。

（2）辅助检查　盆腔 B 超，必要时行腹腔镜检查。

四、急证处理

治则：缓急止痛。

1. 针灸

①实证：毫针泻法，寒邪可加艾灸。主穴：三阴交、中极。

②虚证：毫针补法，可加艾灸。主穴：三阴交、足三里、气海。

2. 田七痛经胶囊

五、辨证论治

（一）辨证要点

辨寒热虚实。

证型	主要症状		伴随症状	舌象	脉象
	腹痛特点	经带情况			
气滞血瘀	小腹胀痛拒按	经量少，色紫黯，有血块，块下痛减	①乳房胀痛 ②胸闷不舒	舌紫黯或有瘀点	弦
寒凝血瘀	小腹冷痛拒按，得热痛减	月经或推后，量少，色黯，有块	①面色青白 ②肢冷畏寒	舌黯苔白	沉紧
湿热瘀阻	小腹疼痛，有灼热感	带下量多，色黄质稠	①或伴低热起伏 ②小便黄赤	舌红，苔黄腻	滑数或弦数
气血虚弱	小腹隐隐作痛，喜按或小腹及阴部空坠不适	月经量少，色淡，质清稀	①面色无华 ②头晕心悸神疲乏力	舌淡	细
肝肾虚损	小腹绵绵作痛，腰骶酸痛	经色黯淡，量少，质稀薄	①面色晦暗 ②头晕耳鸣	舌淡红，苔薄	沉细

（二）治疗

（1）治疗原则　调理子宫、冲任气血。

（2）治法　分两步：①经期重在<u>调血止痛</u>以治标；②平时<u>辨证求因</u>而治本。

证型	治法	代表方
气滞血瘀	理气行滞，化瘀止痛	<u>膈下逐瘀汤</u>
寒凝血瘀	温经散寒，化瘀止痛	<u>少腹逐瘀汤</u>
湿热瘀阻	清热除湿，化瘀止痛	清热调血汤
气血虚弱	益气养血，调经止痛	<u>圣愈汤</u>
肾气亏损	补肾益精，养血止痛	<u>益肾调经汤</u>或调肝汤

六、转归与预后

（1）原发性痛经，经及时、有效治疗，常能痊愈。

（2）继发性痛经，病程缠绵，辨证施治，可减轻疼痛。

七、预防与调摄

（1）注重经期、产后卫生；经期保暖，保持精神愉快。

（2）不可过用寒凉药物，服食生冷之品。

巩固与练习

一、单选题

某女，20岁，近半年月经周期28～33天，经期小腹胀痛，拒按，喜温，月经量偏少，经色黯夹血块，畏寒肢冷，舌淡黯苔白，脉沉紧。

1. 应诊断为哪个病？（　　　）

　　A. 月经后期　　　　　B. 月经过少　　　　　C. 漏下

　　D. 经间期出血　　　　E. 痛经

2. 最佳治法是（　　　）

　　A. 温经散寒，化瘀止痛　　　　　B. 清热除湿，化瘀止痛

C. 理气行滞，化瘀止痛　　　　D. 益气养血，调经止痛

E. 补肾益精，养血止痛

3. 首选方为(　　)

A. 膈下逐瘀汤　　　　B. 血府逐瘀汤　　　　C. 少腹逐瘀汤

D. 圣愈汤　　　　E. 清热调血汤

二、多选题

1. 气滞血瘀型痛经的临床表现有(　　)

A. 小腹胀痛拒按　　　　B. 经量少，色紫黯有块，块下痛减

C. 乳房胀痛　　　　D. 小腹冷痛拒按

E. 小腹疼痛，有灼热感

2. 下列各项，属于痛经寒凝血瘀证临床表现的是(　　)

A. 小腹冷痛拒按　　　　B. 小腹冷痛，按之痛减

C. 月经量少，色暗有块　　　　D. 面色青白，肢冷畏寒

E. 舌暗苔白，脉沉紧

三、填空题

痛经的治疗原则是：_____。

四、简答题

1. 试述痛经的病因病机是什么？

2. 简述寒凝血瘀型痛经的临床表现有哪些？

参考答案

一、单选题

1. E　2. A　3. C

二、多选题

1. ABC　2. ACDE

三、填空题

调理子宫、冲任气血

四、简答题

略。

第十二节　月经前后诸证

【考点重点点拨】

1. 月经前后诸证的定义、常见的病因病机和治法。

2. 经行乳房胀痛、经行头痛、经行发热、经行吐衄、经行感冒、经行身痛、经行口糜、经行泄泻、经行浮肿、经行风疹块、经行情志异常的定义、治疗大法和分型证治。

一、概述

（1）定义　月经前后诸证是指女性每于行经前后或行经期间，周期性的出现明显不适的全身或局部症状，以经前 2~7 天和经期多见，古代医籍根据不同的主证，分别称之为"经行乳房胀痛""经行头痛""经行发热""经行吐衄"等。

（2）多见于中年妇女，可单一主证，也可两三证同时并见。可兼见月经不调及不孕。

（3）西医学的"经前期综合征"可参照本病辨证施治。

（4）本病的特点　周而复始地在月经前后及经期发病。

（5）本病的内在条件　月经前后、经期的生理变化。是否发病取决于患者的体质因素及阴阳气血的偏虚偏旺。

（6）本病常见的病因病机　肝郁、脾虚、肾虚、气血虚弱、血瘀，以肝郁最多见。

（7）本病的辨证　根据各个经行前后病证的特点，结合月经的期、量、色、质、兼证、舌、脉及患者的素体情况辨寒热虚实。

（8）本病的治法　调理肝、脾、肾及冲任、气血为主，尤以调肝为要。治疗分两步：①经前、经期针对主证治其标；②平时辨证求因治其本。

二、经行乳房胀痛

（一）定义

每于行经前后，或正值经期；出现乳房作胀，或乳头胀痒疼痛，甚至不能触衣者。

（二）病因病机

$$\left.\begin{array}{l}肝气郁结\longrightarrow气血运行不畅，脉络欠通\longrightarrow不通则痛\\肝肾亏虚\longrightarrow乳络失于濡养\longrightarrow不荣则痛\end{array}\right\}\begin{array}{l}经行乳\\房胀痛\end{array}$$

（三）诊断要点

1. 临床表现

经期或行经前后出现乳房胀痛；经来后逐渐消失，连续 2 个月经周期以上。

2. 检查

①体格检查：双乳房胀满，可有触痛，但无肿块，皮色不变。

②妇科检查：盆腔器官无异常。

③辅助检查：乳腺 B 超、乳腺红外线扫描排除乳房实质性肿块所致的乳房胀痛。

（四）鉴别诊断

病名	相同点	不同点
经行乳房胀痛		①有周期性，随月经周期而发，经后消失 ②乳房无肿块 ③皮色不变
乳癖（乳腺腺病、乳腺增生症）	乳房胀痛	①可有经前发作者，也可无周期性 ②乳房有片状包块，且多为单侧
乳岩（乳癌）		①无周期性 ②乳房可扪及结块，有压痛 ③病变晚期可伴有乳头凹陷、溢血，表皮呈橘皮样改变

（五）辨证论治

1. 辨证要点

①实证多痛于经前，乳房按之胀满，触之即痛，经后胀痛明显

消退。

②虚证多痛于行经之后，按之乳房柔软无块。

2. 辨证分型

证型	主要症状	伴随症状	舌象	脉象
肝气郁结	①乳房胀满疼痛 ②经行不畅，色黯红 ③小腹胀痛	①胸闷胁胀 ②精神抑郁 ③时叹息	苔薄白	弦
肝肾亏虚	①乳房作胀作痛，按之柔软无块 ②月经量少，色淡	①两目干涩 ②咽干口燥 ③五心烦热	舌淡或红，少苔	细数

3. 治疗

①治疗大法：疏肝养肝，通络止痛。

②分型论治

证型	治法	代表方
肝气郁结	疏肝理气通络	逍遥散
肝肾亏虚	滋肾养肝通络	一贯煎

三、经行头痛

（一）定义

每遇经期或行经前后，出现以头痛为主要症状，经后辄止者。

（二）病因病机

肝火 ⟶ 气火上扰清窍
血瘀 ⟶ 瘀血内阻，脉络不通 ⟶ 经行头痛
血虚 ⟶ 血不荣脑，脑失所养

（三）诊断要点

1. 临床表现

①逢经期或经行前后，即出现明显头痛，周期性反复发作，经后自止。

②疼痛部位或在颠顶，或在一侧，或在两侧太阳穴。

③疼痛性质因人而异，严重者剧痛难忍。

2. 检查

①体格检查：无异常。

②妇科检查：无异常。

③辅助检查：头颅 CT 排除颅脑占位性病变。

（四）鉴别诊断

病名	相同点	不同点
经行头痛	头痛不适	①无表证 ②发病与月经周期有关
经行外感头痛		①有表证 ②发病与月经周期无关

（五）辨证论治

1. 辨证要点

①实者多痛于经前或经期，呈胀痛或刺痛

②虚者多痛于经后或行经将净时，多头晕隐痛。

2. 辨证分型

证型	主要症状	月经表现	伴随症状	舌象	脉象
肝火	经行头痛，甚或颠顶掣痛	经量稍多，色鲜红	①头晕目眩 ②烦躁易怒 ③口苦咽干	舌质红，苔薄黄	弦细数
血瘀	经前、经期头痛剧烈，如锥刺	经色紫黯有块	①小腹痛拒按 ②胸闷不舒	舌黯或尖边有瘀点	细涩或弦涩
血虚	经期或后头晕，绵痛	经量少，色淡质稀	①心悸少寐 ②神疲乏力	舌淡苔薄	虚细

3. 治疗

①治疗大法：调理气血，通经活络。

②分型论治

证型	治法	代表方
肝火	清热平肝息风	羚角钩藤汤
血瘀	化瘀通络	通窍活血汤
血虚	养血益气	八珍汤

四、经行感冒

（一）定义

每值经行前后或正值经期，出现感冒症状，经后逐渐缓解者。又称"触经感冒"。

（二）病因病机

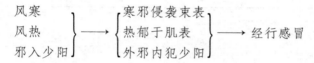

（三）诊断要点

1. 临床表现

①经行有外感表证，以鼻塞、流涕、喷嚏、头痛、恶风寒或发热等症状为主。

②持续 3 ~ 7 天，随经净而渐愈，2 个周期以上。

2. 检查

①体格检查：咽部充血。

②妇科检查：无异常。

③辅助检查：血液分析正常或白细胞升高。

（四）鉴别诊断

病名	相同点		不同点
经行感冒		伴随月经周期发病的规律性	有表证
经行头痛、身痛	头痛不适		无表证
感冒			①表证为主 ②无伴随月经周期发病的规律性

（五）辨证论治

1. 辨证要点

病本：虚。

2. 辨证分型

证型	相同点	主要症状	舌象	脉象
风寒证	①发病时间：经行前后或正值经期 ②妇科症状：无明显异常	发热，恶寒；鼻塞流涕；无汗；咽痛；咳嗽；头痛；身痛	舌淡红，苔薄白	浮紧
风热证		发热；身痛；微恶风；头痛汗出；鼻塞咳嗽；痰稠；口渴欲饮	舌红，苔黄	浮数
邪犯少阳		寒热往来；胸胁苦满；口苦咽干；心烦欲呕；头晕目眩；不欲饮食	舌红，苔薄白或薄黄	弦或弦数

3. 治疗

①经行发病期间治疗以辛温、辛凉解表为主。

②平时宜和血益气、固卫祛邪为主。

③分型论治

证型	治法	代表方
风寒证	解表散寒，和血调经	荆防四物汤
风热证	疏风清热，和血调经	桑菊饮
邪犯少阳	和解表里	小柴胡汤

五、经行发热

（一）定义

每值经期或行经前后，出现以发热为主证者，亦称"经病发热"。

（二）病因病机

肝肾阴虚
血气虚弱   经行之际   营阴愈虚，虚阳浮越
痰热壅阻   ────────→   气随血泄，营卫失调   ────→ 经行发热
              血注胞宫   瘀热内郁，营卫失调

（三）诊断要点

1. 临床表现

①经期或经行前后以<u>发热</u>为主症。

②发热伴随月经周期出现。

③体温一般<u>不超过38℃</u>，甚至经净后其热自退。

2. 检查

①体格检查：体温升高。

②妇科检查：一般无异常，若有急慢性盆腔炎、盆腔结核病史，或宿有瘀血阻滞胞宫，可扪及包块或触痛。

③辅助检查：血液分析正常或白细胞升高，血沉加快。盆腔B超、腹腔镜检查有助诊断。

（四）鉴别诊断

病名	相同点	不同点
经行发热	经期出现发热症状	①无外感表证 ②伴随月经周期发病的规律性
经行感冒		①外感表证为主，见恶寒、鼻塞、流涕 ②与月经周期有关
热入血室		①热型多为寒热往来，可伴有神志症状 ②与月经周期无关

（五）辨证论治

1. 辨证要点

①发热在经前多为实，在经后多为气虚、阴虚。

②发热无时为实热，潮热有时为虚热，乍寒乍热为血瘀，低热怕冷为气虚。

2. 辨证分型

证型	妇科症状	全身症状	舌象	脉象
肝肾阴虚	月经量少，色红	午后潮热，两颧红赤，五心烦热，烦躁少寐	舌红而干	细数

续表

证型	妇科症状	全身症状	舌象	脉象
血气虚弱	经量多，色淡质薄	动则汗出，神疲肢软，少气懒言	舌淡苔白润	虚缓
瘀热壅阻	经色紫黯，有血块	腹痛	舌黯或尖边有瘀点	沉弦数

3. 治疗

①治疗大法：<u>调气血，和营卫</u>。

②分型论治

证型	治法	代表方
肝肾阴虚	滋养肝肾，育阴清热	蒿芩地丹四物汤
血气虚弱	补益气血，甘温除热	补中益气汤
瘀热壅阻	化瘀清热	血府逐瘀汤

六、经行身痛

（一）定义

每遇<u>经行前后</u>或<u>正值经期</u>；出现以<u>身体疼痛</u>为主症者。

（二）病因病机

$$血虚 \longrightarrow 气血不足，筋脉失养$$
$$血瘀 \longrightarrow 寒凝血瘀，经脉阻滞$$
$$\left. \right\} \longrightarrow 经行身痛$$

（三）诊断要点

1. 临床表现

①经行时或经行前后，出现<u>身体疼痛</u>或<u>手足麻痹</u>。

②或遇经行则<u>身痛加重</u>，经净渐减。

③随月经周期性发作。

2. 检查

①体格检查：无异常。

②妇科检查：无异常。

③辅助检查：血沉、抗"O"正常，类风湿因子阴性。

（四）鉴别诊断

病名	相同点	不同点
经行身痛	身痛	随月经周期发作
内科痹证		①关节屈伸不利，甚至关节变形 ②疼痛与月经无关，受天气影响 ③上述辅助检查可阳性
经期外感		①无周期性 ②有外感表证

（五）辨证论治

1. 辨证要点

①痛在经前多为实证、血瘀证。

②痛在经后多为血虚。

2. 辨证分型

证型	妇科症状	全身症状	舌象	脉象
血虚	月经量少，色淡质薄	①肢体疼痛麻木 ②肢软乏力 ③面色无华	舌淡红，苔白	细弱
血瘀	月经推迟，经量少，色黯，有血块	①腰膝、肢体、关节疼痛 ②得热痛减，遇寒痛甚	紫黯，或有瘀斑，苔薄白	沉紧

3. 治疗

①治疗大法：调气血，和营卫，通经络。

②实者重于理气和血，虚者重在养血调营，寒湿者重在温阳散寒除湿。

③分型论治

证型	治法	代表方
血虚	养血益气，柔筋止痛	当归补血汤
血瘀	活血通络，益气散寒止痛	趁痛散

七、经行口糜

（一）定义

每值经前或经行时，口舌糜烂，如期反复发作，经后渐愈。

（二）病因病机

阴虚火旺 ——→ 虚火内炽，热乘于心
胃热熏蒸 ——→ 肠胃蕴热，上冲熏蒸 } ——→ 经行口糜

（三）诊断要点

1. 临床表现

经前或经行时口舌红肿、糜烂生疮，伴随月经周期而发作，经后渐愈。

2. 检查

①体格检查：无异常。

②妇科检查：无异常。

③辅助检查：多无明显异常，口糜较重者，常规查血，必要时糜烂渗出物培养及皮肤过敏实验等排除其他疾病。

（四）鉴别诊断

疾病	相同点	不同点
经行口糜	口舌糜烂	①随月经周期发作 ②经后自愈
狐蜜病		①口舌、颊部、咽部溃疡，生殖器、眼部角膜溃疡 ②久治不愈 ③无周期性

（五）辨证论治

1. 辨证要点

辨虚实。

①脉数实而大，口干喜饮，尿黄便结属实。

②脉数无力，口干不欲饮属虚。

2. 辨证分型

证型	妇科症状	全身症状	舌象	脉象
阴虚火旺	月经量少，色红	口舌糜烂，口燥咽干，五心烦热，尿少色黄	舌红，苔少	细数
胃热熏蒸	月经量多，色深红	口舌生疮，口臭，口干喜饮，尿黄便结	舌苔黄厚	滑数

3. 治疗

①治疗以<u>清热</u>为主，佐以活血化瘀，实者清热泻火，虚者养阴清热。

②分型论治

证型	治法	代表方
阴虚火旺	滋阴降火，佐以活血化瘀	知柏地黄汤
胃热熏蒸	清胃泄热	凉膈散

八、经行泄泻

（一）定义

每值<u>行经前后</u>或<u>经期</u>，<u>大便溏薄，甚或水泻</u>；日解数次，经净自止。

（二）病因病机

脾虚 —— 脾虚失运，化湿失权
肾虚 —— 肾虚不能温煦脾阳，运化失司 }—— 经行泄泻

（三）诊断要点

1. 临床表现

①经前 2~3 天或正值经行发生<u>泄泻</u>，经净渐止。
②伴随月经周期而发作。

2. 检查

①体格检查：无异常。

②妇科检查：无异常。

③辅助检查：大便检查正常。

（四）鉴别诊断

病名	相同点	不同点
经行泄泻		①随月经周期发作 ②经净自止
内科泄泻	泄泻	无周期性，伴发热、恶心呕吐等
经期伤食		①暴饮暴食或不洁饮食史 ②腹痛肠鸣，嗳腐酸臭，脘腹痞满
经期感寒泄泻		①泄泻清稀，甚如水样，腹痛肠鸣 ②伴恶寒发热、鼻塞头痛等表证

（五）辨证论治

1. 辨证要点

①大便溏薄，脘腹胀满为脾虚。

②大便清稀如水，天亮前而泻，畏寒肢冷为肾气虚寒。

2. 辨证分型

证型	妇科症状	全身症状	舌象	脉象
脾虚	月经量多，色淡质薄	大便溏泄，脘腹胀满，神疲肢软，面浮肢肿	舌淡红，苔白	细濡缓
肾虚	月经色淡，质稀	大便泄泻，或五更泄泻，腰膝酸软，头晕耳鸣，畏寒肢冷	舌淡，苔白	沉迟

3. 治疗

①治疗以健脾、温肾为主。

②分型论治

证型	治则	方剂
脾虚	健脾渗湿	参苓白术散
肾虚	温阳补肾，健脾止泻	健固汤

九、经行浮肿

（一）定义

每逢行经前后或正值经期，<u>头面四肢浮肿者</u>。

（二）病因病机

脾肾阳虚 ——→ 气化不利，水湿停滞，溢于肌肤 ⎫
气滞血瘀 ——→ 气机升降失常，水湿运化不利 ⎭ ——→ 经行浮肿

（三）诊断要点

1. 临床表现

①<u>经行头面四肢浮肿</u>。

②<u>伴随月经周期</u>而发作，经净则浮肿渐消。

2. 检查

（1）体格检查　体重可增加，或有头面四肢浮肿。

（2）妇科检查　无异常。

（3）辅助检查

①内分泌：雌激素、催乳素可增高，或雌激素与孕激素比值升高。

②肝肾功能、血浆蛋白均正常。

③尿分析多正常。

（四）鉴别诊断

病名	相同点		不同点
经行浮肿			随月经周期发作，经净肿消
心源性浮肿			心功能减退；心率快；呼吸困难；颈静脉怒张；肝肿大
肝源性浮肿	头面或四肢浮肿	与月经周期无关	①有肝病、肝功能异常史 ②多有腹水伴水肿
肾源性浮肿			①有肾功能不全病史 ②水肿程度较重
甲状腺功能减退性浮肿			TSH 增高，T_3、T_4 降低
营养不良性浮肿			①有营养不良史 ②全身性浮肿，伴低蛋白血症

（五）辨证论治

1. 辨证要点

辨虚实。

①面浮肢肿，按之没指为脾肾阳虚。

②肢体肿胀，按之随手而起为肝郁气滞。

2. 辨证分型

证型	妇科症状	全身症状	舌象	脉象
脾肾阳虚	①月经推迟 ②经行量多，色淡质薄	①面浮肢肿，按之没指，晨起头面肿甚 ②腰膝酸软，大便溏薄	舌淡，苔白腻	沉缓，或濡细
气滞血瘀	经血色黯有块	①肢体肿胀，按之随手而起 ②脘闷胁胀，善叹息	舌紫黯，苔薄白	弦涩

3. 治疗

①虚者以<u>温肾健脾化湿、化气行水消肿</u>为主。

②实者以<u>行气活血、利水消肿</u>为主。

③分型论治

证型	治法	代表方
脾肾阳虚	温肾化气，健脾利水	肾气丸
气滞血瘀	理气行滞，养血调经	八物汤

十、经行风疹块

（一）定义

每值临经时或行经期间，<u>周身皮肤突起红疹</u>，或起风团，瘙痒异常，经净渐退，亦称"经行瘾疹"。

（二）病因病机

血虚 → 阴血不足，血虚生风　　→ 风胜则病　　┐
风热 → 风热之邪，搏于肌肤腠理 → 热胜生风　┘ → 经行风疹块

（三）诊断要点

1. 临床表现

①经行周身皮肤突起红疹，或起风团，瘙痒异常，经净渐退。

②与月经周期密切相关，无其他诱因。

2. 检查

妇科检查：无异常。

（四）鉴别诊断

病名	相同点	不同点
经行风疹块	周身红疹，或风团，瘙痒	①随月经周期发作 ②经净渐退
风疹或荨麻疹		①多由药物、饮食等致敏因素诱发 ②无月经周期发作特点

（五）辨证论治

1. 辨证要点

①血虚生风化燥者见皮肤干燥，瘙痒难忍，入夜尤甚，月经多推迟、量少色淡。

②风热者见皮肤红热，瘙痒难忍，月经多提前、量多色红。

2. 辨证分型

证型	妇科症状	全身症状	舌象	脉象
血虚	①月经推迟 ②量少色淡	①风疹，瘙痒难忍 ②面色不华，肌肤枯燥	舌淡红，苔薄	虚数
风热	①月经提前 ②量多色红	①风团、疹块，瘙痒不堪，感风遇热甚痒 ②口干喜饮，尿黄便结	舌红，苔黄	浮数

3. 治疗

①治疗原则："治风先治血，血行风自灭"。

②治法：养血祛风为主，虚者宜养血祛风，实者宜疏风清热。

③分型论治

证型	治法	代表方
血虚	养血祛风	当归饮子
风热	疏风清热	消风散

十一、经行吐衄

（一）定义

每逢经行前后，或正值经期，出现周期性的吐血或衄血。常伴经量减少，似月经倒行逆上。有"倒经""逆经"之称。

（二）病因病机

肝经郁火 → 冲气挟肝火上逆，灼伤血络，迫
　　　　　　血上逆 ⎫
　　　　　　　　　 ⎬→ 经行吐衄
肺肾阴虚 → 虚火上炎，灼伤肺络，络损血溢 ⎭

（三）诊断要点

1. 临床表现

①经前 1~2 天，或经期，少数在经将净时出现吐血或衄血，血量多少不一，经净后停止。

②多伴月经量减少，甚或无月经，连续 2 个周期以上。

2. 检查

①体格检查：详细查鼻、咽部及气管、支气管、肺、胃等黏膜有无病变，必要时行活检，排除恶性肿瘤及炎症所致出血。

②妇科检查：无异常。

③辅助检查：胸片、纤维内窥镜检查以排除鼻、咽部及气管、支气管、肺、胃等器质性病变。

（四）鉴别诊断

病名	相同点	不同点
经行吐衄		随月经周期发作
内科吐血、衄血疾病	吐血、衄血	①多有消化性溃疡、肝硬化、支气管扩张、肺结核等病史 ②也可发生在非行经期，与月经周期无关

（五）辨证论治

1. 辨证分型

证型	主要症状	妇科症状	全身症状	舌象	脉象
肝经郁火	吐血、衄血量较多，色鲜红	①月经可提前 ②量少甚或不行	心烦易怒，或两胁胀痛，口苦咽干，尿黄便结	舌红，苔黄	弦数
肺肾阴虚	吐血、衄血量少，色黯红	①月经先期 ②量少	头晕耳鸣，手足心热，两颧潮红，潮热咳嗽，咽干口渴	舌红或绛红，苔花剥或无苔	细数

2. 治疗

①治疗原则："热者清之，逆者平之"。
②治法：清热降逆平冲、引血下行为主。
③分型论治

证型	治法	代表方
肝经郁火	清肝调经	清肝引经汤
肺肾阴虚	滋阴养肺	顺经汤

十二、经行情志异常

（一）定义

每值行经前后，或正值经期出现烦躁易怒，悲伤啼哭；或情志抑郁，喃喃自语，或彻夜不眠，甚或狂躁不安；经后复如常人者。

（二）病因病机

肝气郁结 → 肝火夹冲气上逆，扰乱心神
痰火上扰 → 冲气夹痰火上扰清窍，神明逆乱 ⎫
⎬ → 经行情志异常

（三）诊断要点

1. 病史

平素情志不舒史。

2. 临床表现

①经期或经行前后，出现烦躁易怒，悲伤啼哭，或情志抑郁，喃喃自语，或彻夜不眠，甚或狂躁不安。

②经后恢复正常。

③周期发作。

3. 检查

①妇科检查：无异常改变。

②辅助检查：可见血清泌乳素升高，雌激素/孕激素比值升高。

（四）鉴别诊断

病名	相同点		不同点
经行情志异常	情志异常		①随月经周期发作 ②经净正常
热入血室		无周期性	适逢经期，往来寒热，或寒热如疟
脏躁			①妇人无故悲伤，甚或苦笑无常，呵欠频作者 ②与月经无关

（五）辨证论治

1. 辨证要点

多由情志所伤而起，以经前或经期有规律地出现情志异常为辨证要点。

2. 辨证分型

证型	主要症状	妇科症状	伴随症状	舌象	脉象
肝气郁结	经前情绪不宁，烦躁易怒，甚至怒而发狂	①经期提前②月经量多	胸闷胁胀，不思饮食，彻夜不眠	苔薄黄腻	弦细
痰火上扰	经行狂躁不安，头痛失眠		面红目赤，心胸烦闷	舌红，苔黄厚或腻	弦滑而数

3. 治疗

证型	治法	代表方
肝气郁结	疏肝解郁，养血调经	逍遥散
痰火上扰	清热化痰，宁心安神	生铁落饮

巩固与练习

二、经行乳房胀痛

（一）单选题

患者，女，38 岁，经前或经行乳房胀痛，结节有块，精神抑郁，胸闷胁胀，经行不畅，量少色黯红，苔薄白，脉弦。

1. 此病例的中医证型是（　　　）

　　A. 气滞血虚　　　　　B. 肝肾亏虚　　　　　C. 肝气郁结

　　D. 肝郁肾虚　　　　　E. 肝郁脾虚

2. 此病例的治法是（　　　）

　　A. 疏肝理气　　　　　B. 健脾养肝　　　　　C. 行气和血

　　D. 疏肝益肾　　　　　E. 滋肾养肝

3. 治疗选用方剂（　　　）

　　A. 一贯煎　　　　　　B. 逍遥散　　　　　　C. 越鞠丸

　　D. 清经汤　　　　　　E. 四物汤合四逆散

4. 下列各项，不属经行乳房胀痛肝肾亏虚证临床表现的是（　　　）

　　A. 经行或经后两乳作胀　　　　B. 腰膝酸软，两目干涩

　　C. 咽干口燥，五心烦热　　　　D. 胸闷胁胀，精神抑郁

E. 舌红少苔，脉细数

（二）填空题

1. 经行乳房胀痛治疗大法是：_____。

2. 一贯煎的药物组成是：_____。

（三）名词解释

经行乳房胀痛

三、经行头痛

（一）单选题

患者，女，30 岁，已婚。平素性情急躁，每于经行头痛，以头顶痛尤甚，月经量多，色红；头晕目眩，口苦咽干，两胁胀痛，舌红，苔薄黄，脉弦数。

1. 其证候是（　　）

    A. 血瘀　　　　　　B. 血虚　　　　　　C. 风热

    D. 肝火　　　　　　E. 血热

2. 其治法是（　　）

    A. 活血化瘀止痛　　B. 养血活血调经　　C. 清热解毒祛风

    D. 清热平肝息风　　E. 清热柔肝止痛

3. 治疗应首选（　　）

    A. 通窍活血汤　　　B. 八珍汤　　　　　C. 柴葛解肌汤

    D. 羚羊钩藤汤　　　E. 加味逍遥散

（二）填空题

经行头痛的常见证型：_____。

（三）简单题

经行头痛与经行外感头痛如何鉴别？

四、经行感冒

（一）单选题

1. 导致经行感冒的常见病因病机是（　　）

A. 风寒、风热、血瘀　　　　B. 邪入少阳、太阳、阳明

C. 风寒、风热、邪入少阳　　D. 气虚、气阴两虚、气血不足

E. 血瘀、血寒、血虚

2. 治疗经行感冒风寒证，应首选的方剂是(　　　)

A. 荆穗四物汤　　　B. 荆芩四物汤　　　C. 银翘散

D. 桑菊饮　　　　　E. 玉屏风散

3. 患者每于经行发热，身痛，微恶风，头痛汗出，鼻塞咳嗽、痰稠，口渴欲饮，舌红苔黄，脉浮数。其证候是(　　　)

A. 肝热证　　　　　B. 虚热证　　　　　C. 血瘀证

D. 脾虚证　　　　　E. 风热证

（二）多选题

经行感冒的治疗原则是(　　　)

A. 解表散寒，和血调经　　　B. 疏风清热，和血调经

C. 和解表里　　　　　　　　D. 益气解表，和血调经

E. 扶正固表，调和营卫

（三）填空题

经行感冒的证型有：_____、_____、_____。

（四）简答题

试述经行感冒各证型的主证、治法及代表方。

五、经行发热

（一）选择题

肝肾阴虚型经行发热的治法是(　　　)

A. 滋阴养肺　　　　　　　　B. 滋阴养血

C. 滋养肝肾，育阴清热　　　D. 清热凉血

（二）填空题

经行发热，若发热无时为_____，潮热有时为_____，再午寒午热为_____，低热怕冷为_____。

（三）简答题

试述经行发热各证型的主证、治法及代表方。

六、经行身痛

（一）单选题

患者，女，25 岁，已婚，干部。每于经行时感觉肢体疼痛，屈伸不利，得热则痛减，遇寒则痛加重，经行小腹疼痛拒按，经色黯，有血块，血块排出痛减，舌紫黯，有瘀点，脉涩有力。

1. 其证候为（　　）

    A. 血虚　　　　　　　B. 血瘀　　　　　　　C. 血寒

    D. 气滞　　　　　　　E. 寒湿

2. 其治法是（　　）

    A. 益气养血，柔筋止痛　　　　B. 理气行滞，活血止痛

    C. 祛风除湿，散寒止痛　　　　D. 温经扶阳，养血调经

    E. 活血通络，散寒止痛

3. 其首选方剂是（　　）

    A. 当归补血汤　　　B. 黄芪桂枝五物汤　　　C. 身痛逐瘀汤

    D. 趁痛散　　　　　E. 温经汤

4. 下列各项，不属经行身痛血虚证临床表现的是（　　）

    A. 经行时肢体疼痛麻木，肢软乏力

    B. 月经量少，色淡质薄

    C. 面色无华

    D. 口苦咽干

    E. 舌淡红，苔薄白，脉细弱

5. 患者每于经行肢体疼痛麻木，四肢无力，月经量少，色淡质稀，面色无华，舌质淡红，苔白，脉细弱。其证候是（　　）

    A. 气虚证　　　　　B. 虚热证　　　　　C. 血瘀证

    D. 血虚证　　　　　E. 风寒证

（二）填空题

经行身痛的治疗大法为_____。

（三）名词解释

经行身痛

（四）简答题

试述经行身痛各证型的主证、治法及代表方。

七、经行口糜

（一）单选题

某已婚妇女，27 岁，近一年来月经量少，色红，每与经期口舌糜烂，口燥咽干，五心烦热，尿少色黄，舌红少苔，脉细数。其治法方药为（　　）

  A. 滋阴降火，活血化瘀。方选知柏地黄汤

  B. 清胃泄热。方选凉膈散

  C. 滋阴清热。方选清经散

  D. 清热凉血。方选五味消毒饮

（二）填空题

经行口糜常见的证型有＿＿＿＿＿、＿＿＿＿＿。

（三）简答题

经行口糜与狐惑病如何鉴别？

八、经行泄泻

（一）单选题

患者，女，36 岁，已婚。每于经行期间泄泻，日泻数次，经行量多，色淡质薄，脘腹胀满，神疲肢软。舌淡红，苔白，脉濡缓。

1. 其证候是（　　）

  A. 肝郁气滞   B. 脾虚   C. 肾虚

  D. 肝郁脾虚   E. 脾肾两虚

2. 其治则是（　　）

  A. 疏肝解郁，健脾止泻   B. 温肾扶阳止泻

  C. 健脾渗湿，理气调经   D. 温阳补肾，健脾止泻

    E. 疏肝理气止泻
3. 治疗应首选(　　　)

    A. 健固汤　　　　　B. 参苓白术散　　　C. 理中汤

    D. 逍遥丸　　　　　E. 痛泻要方

（二）填空题

经行泄泻的常见证型有_____、_____。

（三）简答题

试述经行泄泻各证型的主证、治法及代表方。

九、经行浮肿

单选题

患者，女，28岁，近两年出现经前及经期，眼睑及头面浮肿，伴有胸胁胀闷，经色黯有块，经后浮肿逐渐消失。舌紫黯，苔薄白，脉弦涩。

1. 此病例的中医证型为(　　　)

    A. 脾肾阳虚　　　　B. 肝脾两虚　　　　C. 脾胃阳虚

    D. 气滞血瘀　　　　E. 气郁痰滞

2. 此病例的治疗大法为(　　　)

    A. 理气行滞，养血调经　　　　B. 补气健脾，化湿导滞

    C. 清热除湿，行气健脾　　　　D. 温肾化气，健脾利水

    E. 活血行气，燥湿除满

3. 此病例应选择(　　　)

    A. 肾气丸　　　　　B. 真武汤　　　　　C. 参苓白术散

    D. 苓桂术甘汤　　　E. 八物汤

4. 下列各项，不属经行浮肿脾肾阳虚证临床表现的是(　　　)

    A. 经行面浮肢肿　　　　　　B. 脘闷胁胀，善叹息

    C. 大便溏薄，腹胀纳减　　　D. 舌淡苔白腻

    E. 脉沉缓

5. 下列各项，不属经行浮肿气滞血瘀证临床表现的是(　　　)

    A. 经行肢体肿胀　　　　　　B. 脘闷胁胀，善叹息

    C. 大便溏薄，腹胀纳减　　　D. 舌苔薄白

E. 脉弦细

十、经行风疹块

（一）单选题

经行风疹块血虚的治疗大法为（　　）

  A. 养血祛风　　　B. 疏风清热　　　C. 滋阴养血

  D. 凉血活血

（二）多选题

经行风疹块风热证的表现有（　　）

  A. 风团、疹块　　　B. 瘙痒不堪　　　C. 感风遇热甚痒

  D. 口干喜饮　　　E. 尿黄便结

（三）填空题

经行风疹块的治疗原则是_____。

十一、经行吐衄

（一）单选题

患者，女，18 岁，月经来潮前 1 日出现衄血，量少，色黯红，月经量稍减少，周期 25～28 天，头晕耳鸣，手足心热，咽干口渴，舌红苔少，脉细数。

1. 该病例的诊断是（　　）

  A. 经行发热　　　B. 经行吐衄　　　C. 月经过少

  D. 月经先期　　　E. 以上都不是

2. 其辨证为（　　）

  A. 肾虚　　　B. 气血虚弱　　　C. 肝经郁火

  D. 血热　　　E. 肺肾阴虚

3. 其首选方是（　　）

  A. 清经散　　　B. 二至丸　　　C. 两地汤

  D. 顺经汤　　　E. 清肝引经汤

（二）填空题

经行吐衄的治疗原则是：_____，治法是_____。

（三）简答题

试述经行吐衄各证型的主证、治法及代表方。

十二、经行情志异常

（一）单选题

患者，女，24 岁，月经来潮前 1 周出现情绪不宁，烦躁易怒，经期常提前，月经量多，伴胸闷胁胀，不思饮食，彻夜不眠，舌红苔薄黄腻，脉弦细。

1. 该病例的诊断是（   ）

    A. 经行发热   B. 经行吐衄   C. 月经过多

    D. 经行情志异常   E. 以上都不是

2. 其辨证为（   ）

    A. 肾虚   B. 气血虚弱   C. 肝气郁结

    D. 血热   E. 肺肾阴虚

3. 其首选方是（   ）

    A. 清经散   B. 二至丸   C. 两地汤

    D. 顺经汤   E. 逍遥散

（二）填空题

经行情志异常的常见证型是_____、_____。

（三）简答题

经行情志异常应与热入血室如何鉴别？

参考答案

二、经行乳房胀痛

（一）单选题

1. C   2. A   3. B   4. D

（二）填空题

1. 疏肝养肝，通络止痛

2. 沙参、麦冬、当归、生地黄、川楝子、枸杞子

（三）名词解释

经行乳房胀痛指每于行经前后，或正值经期，出现乳房作胀，或乳头胀痒疼痛，甚至不能触衣者。

三、经行头痛

（一）单选题

1. D　2. D　3. D

（二）填空题

肝火、血虚、血瘀

（三）简单题

略。

四、经行感冒

（一）单选题

1. C　2. A　3. E

（二）多选题

ABC

（三）填空题

风寒证、风热证、邪犯少阳证

（四）简答题

略。

五、经行发热

（一）选择题

C

（二）填空题

实热，虚热，血瘀，气虚

（三）简答题

略。

六、经行身痛

（一）单选题

1. B　2. E　3. D　4. D　5. D

（二）填空题

调气血，和营卫，通经络

（三）名词解释

经行身痛是指每遇经行前后或正值经期，出现以身体疼痛为主证者。

（四）简答题

略。

七、经行口糜

（一）单选题

A

（二）填空题

阴虚火旺，胃热熏蒸

（三）简答题

略。

八、经行泄泻

（一）单选题

1. B　2. C　3. B

（二）填空题

脾虚、肾虚

（三）简答题

略

九、经行浮肿

单选题

1. D　2. A　3. E　4. B　5. C

十、经行风疹块

（一）单选题

A

（二）多选题

ABCDE

（三）填空题

治风先治血，血行风自灭

十一、经行吐衄

（一）单选题

1. B　2. E　3. D

（二）填空题

热者清之，逆者平之；清热降逆平冲，引血下行

（三）简答题

略。

十二、经行情志异常

（一）单选题

1. D　2. C　3. E

（二）填空题

肝气郁结，痰火上扰

（三）简答题

略。

第十三节 绝经前后诸证

【考点重点点拨】

绝经前后诸证的定义、诊断要点、辨证要点、治疗原则与分型证治。

一、概述

妇女在绝经期前后，围绕月经紊乱或绝经出现如烘热汗出、烦躁易怒、潮热面红、眩晕耳鸣、心悸失眠、腰背酸楚、面浮肢肿、皮肤瘙痒、情志不宁等症状。

二、病因病机

基本病机：肾虚。

肾阴虚 —→ 脏腑失养
肾阳虚 —→ 脏腑失于温煦 } —→ 绝经前后诸症
肾阴阳俱虚 —→ 不能濡养、温煦脏腑

三、诊断要点

1. 病史

45~55 岁的妇女；或 40 岁前卵巢功能早衰，或有损伤双侧卵巢功能病史。

2. 临床表现

①月经紊乱或停闭。

②烘热汗出、潮热面红、烦躁易怒。

③心悸失眠、面浮肢肿、皮肤瘙痒。

④情志不宁。

3. 检查

①妇科检查：子宫大小尚正常或偏小。

②辅助检查：血清激素 LH、FSH 增高，E_2 水平降低。

四、鉴别诊断

1. 与眩晕、心悸、水肿鉴别

病名	相同点	不同点
绝经前后诸证	眩晕、心悸、水肿	在绝经期前后出现，无器质性病变
眩晕、心悸、水肿		常有内科原发病，通过辅助检查可鉴别

2. 与癥瘕鉴别

病名	相同点	不同点
绝经前后诸证	经断前后出现月经改变，如月经过多或经断复来	无妇科器质性病变
癥瘕		有妇科器质性病变，通过辅助检查可鉴别如 B 超、CT 或 MRI 等

五、辨证论治

（一）辨证分型

证型	妇科症状	全身症状	舌象	脉象
肾阴虚	绝经前后，月经紊乱，月经提前量少或量多，经色鲜红	头晕耳鸣，烘热汗出，五心烦热，腰膝酸痛，皮肤干燥，便结尿黄	舌红，少苔	细数
肾阳虚	绝经前后，经量多，色淡黯	精神萎靡，面色晦黯，腰背冷痛，小便清长，夜尿频	舌淡，或胖嫩有齿印，苔薄白	沉细弱
肾阴阳俱虚	绝经前后，月经紊乱量少或多	乍寒乍热，烘热汗出，头晕耳鸣，健忘，腰背冷痛	舌淡，苔薄	沉弱

（二）治疗

（1）治疗原则　平调肾中阴阳。

（2）分型论治

证型	治法	代表方
肾阴虚	滋养肾阴，佐以潜阳	左归丸
肾阳虚	温肾扶阳	右归丸
肾阴阳俱虚	阴阳双补	二仙汤合二至丸

六、转归与预后

本病持续时间长短不一，若因长期失治或误治等，易发生情志异常、心悸、骨质疏松等疾患。

七、预防与调摄

定期进行体格检查。注意劳逸结合，生活规律，增强体质，调节阴阳气血。

巩固与练习

一、单选题

患者，女，51岁，工人，已婚。孕4产2人流2。2003年7月5日初诊。

主诉：绝经2年，伴阵发性烘热汗出半年。

现病史：患者于2年前绝经，近半年出现阵发性烘热汗出，头晕目眩，伴腰酸膝软，口干眼涩，睡眠多梦，尿黄便结，舌偏红，苔少，脉细数。

妇科检查：外阴、阴道正常。宫颈光滑，子宫后位，大小、活动正常，双附件正常。

1. 其证是（　　　）

　A. 肾阴虚　　　　　　　　B. 肾阴阳俱虚

    C. 肾阳虚   D. 肾气亏虚

2. 其治法是(　　)

    A. 阴阳双补   B. 温肾扶阳

    C. 补肾健脾   D. 滋养肾阴，佐以潜阳

3. 选方是(　　)

    A. 左归丸   B. 右归丸

    C. 归肾丸   D. 二仙汤合二至丸

二、填空题

绝经前后诸证的治疗原则：＿＿＿＿＿＿＿＿。

三、简答题

何谓绝经前后诸证？

参考答案

一、单选题

1. A　2. D　3. A

二、填空题

平调肾中阴阳。

三、简答题

略。

第十四节　经断复来

【考点重点点拨】

经断复来的定义、诊断要点、辨证要点、治疗原则与分型证治。

一、定义

绝经期妇女月经停止 1 年或 1 年以上，又再次出现子宫出血。

二、病因病机

$$\left.\begin{array}{l}\text{脾虚肝郁} \rightarrow \text{脾失所统，肝失所藏} \rightarrow \text{冲任失固}\\ \text{肾阴虚} \rightarrow \text{肾精不足，肝失润养} \rightarrow \text{相火妄动}\\ \text{湿热下注} \rightarrow \text{湿热下注，损伤带脉} \rightarrow \text{迫血妄行}\\ \text{湿毒瘀结} \rightarrow \text{湿毒侵入，瘀阻胞宫} \rightarrow \text{血不归经}\end{array}\right\} \rightarrow \text{经断复来}$$

三、诊断要点

1. 病史

①绝经后有无白带增多及有无异臭味。

②有无性交出血史或癥瘕病史。

2. 临床表现

①自然绝经 1 年后阴道出血。

②出血量多少不一，持续时间长短不定。

③部分白带增多，呈血性或脓血性。

④或伴有下腹痛，下腹部包块，低热。

3. 检查

①妇科检查：注意阴道出血及分泌物情况。注意腹股沟以及其他浅表淋巴结是否肿大等。

②辅助检查：根据出血来源不同部位进行相应检查排除恶变。

四、鉴别诊断

病名	相同点	不同点
经断复来	阴道异常出血	①绝经 1 年后出现 ②无器质性病变
宫颈炎		①宫颈糜烂或息肉时可见接触性出血 ②宫颈细胞学检查示：良性
宫颈癌		①常为接触性出血 ②妇科检查见宫颈或呈菜花样改变 ③病理检查提示癌变
子宫内膜癌		①子宫出血反复量多 ②子宫可增大 ③诊断性刮宫提示内膜癌

五、辨证论治

（1）辨证要点　辨虚实。

（2）辨证分型

证型	妇科症状	伴随症状	舌象	脉象
脾虚肝郁	经断后阴道出血，量少，色淡，质稀	神疲气短，纳少腹胀，胁肋胀满	苔薄白	弦细
肾阴虚	经断后阴道出血，量少，色鲜红，质稠	腰膝酸软，头晕耳鸣，口干咽燥	舌质偏红，苔少	细数
湿热下注	经断后阴道出血，量较多，色红或紫红，平时带下黄，外阴瘙痒	口苦咽干，纳差，大便不爽，小便短赤	舌偏红，苔黄腻	弦细数
湿毒瘀结	经断后阴道出血，量少，淋漓不断，夹有杂色带下，恶臭	小腹疼痛，低热起伏，神疲，形体消瘦	舌质黯，或有瘀斑，苔白腻	细弱

（3）治疗

①首分良恶性。

②良性者治疗大法：固摄冲任。

③恶性者综合治疗：包括手术、放疗、化疗。

证型	治法	代表方
脾虚肝郁	健脾调肝，安冲止血	安老汤
肾阴虚	滋阴清热，安冲止血	知柏地黄丸
湿热下注	清热利湿，止血凉血	易黄汤
湿毒瘀结	利湿解毒，化瘀散结	萆薢渗湿汤

六、转归与预后

绝经后再度出血，要进行相关检查排除恶性变。

七、预防与调摄

绝经期应定期妇科检查。若发现带下量多，下腹部包块，或阴道出血，应及时就诊。

巩固与练习

一、单选题

患者，女，52 岁。2005 年 3 月 20 日初诊。

主诉：绝经 2 年，阴道流血 12 天。

现病史：14 岁初潮，半年后月经规律 5 – 7/26 – 35 天，量中，色紫红，有血块，有时痛经，26 岁结婚，2 – 0 – 2 – 2，上节育环，46 岁时取出。12 天前突然腰酸腹痛，阴道少量流红，查妇检未见异常。宫颈刮片未见癌细胞。B 超：子宫内膜增厚。当天行诊断性刮宫。病理示：宫内容少许黏液。诊刮术后阴道流血量少，色鲜红，质稠，伴头晕耳鸣，口干咽燥。舌偏红，苔少，脉细数。

1. 其证候是（　　　）

    A. 湿热下注　　　　　B. 血瘀证　　　　　　C. 脾虚肝郁

    D. 湿毒瘀结　　　　　E. 肾阴虚

2. 其治法是（　　）

    A. 滋阴清热，安冲止血　　　　B. 健脾调肝，安冲止血

    C. 化瘀止血　　　　　　　　　D. 利湿解毒，化瘀散结

    E. 清热利湿，止血凉血

3. 治疗首选方（　　　）

    A. 易黄汤　　　　　　B. 固经丸　　　　　　C. 知柏地黄丸

    D. 萆薢渗湿汤　　　　E. 安老汤

二、填空题

经断复来湿热下注型选方＿＿＿＿＿＿，肾阴虚选方＿＿＿＿＿＿。

三、简答题

经断复来应与哪些疾病鉴别，分别叙述如何鉴别？

参考答案

一、单选题

1. E　2. A　3. C

二、填空题

易黄汤，知柏地黄丸

三、简答题

略。

第十五节　绝经妇女骨质疏松症

【考点重点点拨】

绝经妇女骨质疏松症的定义、诊断要点、辨证要点、治疗原则与分型证治。

一、定义

绝经后短时间内由于<u>雌激素水平急剧下降</u>，导致骨吸收亢进，全身骨量减少，<u>骨骼脆性增加</u>，<u>极易发生骨折</u>的一种<u>与绝经有关</u>的代谢性骨病。

二、病因病机

<u>主要病因</u>：肾精亏虚。

肾精亏虚 → 水不涵木，肝血不足 ⎫
脾肾两虚 → 后天之精不能充养先天 ⎬→ 筋骨失养 ⎫
阴虚内热 → 虚热内扰，热耗阴亏 → 损骨之髓 ⎬→ 绝经妇女骨质疏松症
阴阳两虚 → 精血不足，肾阳衰微 → 不能充骨生髓 ⎭

三、诊断要点

1. 病史

①有<u>轻微外伤或用力</u>即引起骨折。

②严重者见<u>脊柱侧凸</u>畸形，骨骼短缩。

2. 临床表现

①绝经后妇女出现<u>腰背或腰腿疼痛</u>。

②较重时常出现<u>全身骨骼疼痛</u>，腰背部疼痛，呈慢性持续性钝痛。

③严重时可出现<u>驼背、身高缩短</u>等现象或活动受限。

3. 检查

辅助检查：①单光子或双能 X 线吸收法测定骨密度；②放射线检查提示骨密度降低。

四、鉴别诊断

病名	相同点	不同点
绝经妇女骨质疏松症	腰背疼痛	①绝经妇女出现 ②无原发病变
继发性骨质疏松		因各种原发疾病导致骨合成障碍，骨破坏增加
骨软化症		骨有机质正常，但矿物化障碍
骨髓瘤		①常有血红蛋白增高、蛋白尿及血沉增快 ②X 线表现常有边缘脱钙区
转移性骨癌		①有原发灶的临床表现 ②X 线片表现为局限性骨质稀疏或骨骼破坏
退变性骨质增生症		又称骨性关节炎，由骨质增生导致

五、辨证论治

（一）辨证要点

①病位：肾、骨，与肝、脾、胃有关。

②病性：本虚标实（肾火、瘀血、气郁）。

（二）辨证分型

证型	主要症状	伴随症状	舌象	脉象
肾精亏虚	腰背疼痛，胫酸膝软	头晕耳鸣，发枯齿摇，小便余沥或失禁	舌淡红，苔薄白	沉细无力
阴虚内热	腰背部疼痛	腰膝酸软，烘热汗出，急躁易怒，心烦少寐	舌质红或绛	细数
阴阳两虚	时有骨痛肢冷或腰背部疼痛	腰膝酸软，畏寒喜暖，面色少华，体倦乏力	舌质淡	沉细
脾肾两虚	腰背疼痛，胫酸膝软	面色无华，肢倦乏力，纳少便溏	舌质淡，边有齿印，苔薄白	细

（三）治疗

①治疗以<u>补肾</u>为主。

②分型论治

证型	治法	代表方
肾精亏虚	补肾填精益髓	左归丸
阴虚内热	滋阴清热，补肾强筋	知柏地黄丸
阴阳两虚	补肾壮阳，益髓健骨	<u>二仙汤</u>
脾肾两虚	益肾健脾	大补元煎

六、转归与预后

轻度或中度骨质疏松症，注意调护，重视预防，一般预后良好。

七、预防与调摄

合理调整营养；参加适当的体育运动；定时晒太阳；选用适当的中成药补肾壮骨。

巩固与练习

一、单选题

绝经妇女骨质疏松症阴虚内热证的治法（　　　）

A. 补肾填精益髓

B. 滋阴清热，补肾强筋

C. 补肾壮阳，益髓健骨

D. 益肾健脾

二、填空题

绝经妇女骨质疏松症常见证型有_____、_____、_____、_____。

三、论述题

试述绝经妇女骨质疏松症的辨证论治。

参考答案

一、单选题

B

二、填空题

肾精亏虚，阴虚内热，阴阳两虚，脾肾两虚

三、论述题

略。

第九章　带下病

第一节　概　述

【考点重点点拨】

1. 带下病的定义。
2. 带下的广义与狭义之分。
3. 生理性带下的定义及表现。

一、定义

<u>带下量明显增多或减少</u>，色、质、气味异常，或伴全身或局部症状者。

二、历史沿革

"带下"一词首见于《素问·骨空论》："任脉为病……女子带下瘕聚。"

带下 {
广义（广义带下病）：泛指即经、带、胎、产、杂等多种妇科疾病

狭义 {
生理性：健康女性从阴道排出的一种阴液，<u>无色透明如蛋清样，或黏而不稠如糊状，其量适中，无腥臭味</u>。俗称白带。女子在月经前后，排卵期或妊娠期带下量稍有增加而无其他不适者，为生理性带下

病理性（狭义带下病）：带下量多或明显减少，色质气味异常，伴局部以至全身症状
}
}

第二节　带下过多

【考点重点点拨】

带下过多的定义、主要病机、治疗原则、辨证论治。

一、概述

（1）定义　带下量明显增多，色、质、味异常，或伴全身或局部症状。

（2）西医学的各种阴道炎，子宫颈炎、盆腔炎、内分泌功能失调引起的阴道分泌物异常，可参照本病论治。

二、病因病机

主要病机：湿邪伤及任带二脉，使任脉不固，带脉失约。

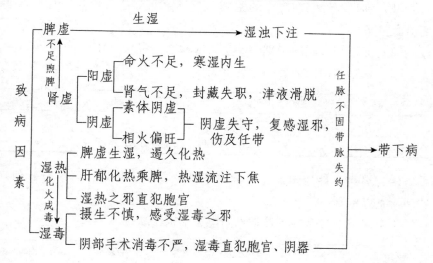

三、诊断要点

1. 病史

①经期产后余血未净，摄生不洁或不禁房事。

②妇科手术后感染史。

2. 临床表现

①带下增多，伴有带下的色、质、气味异常。

②或伴有阴部瘙痒、灼热、疼痛。

③或有尿频、尿痛等症状。

3. 检查

①妇科检查：观察外阴、阴道、宫颈有无充血、糜烂、溃疡或赘生物，阴道分泌物及其性状，宫体及附件有无压痛或肿块。

②辅助检查：明确病原体。

四、鉴别诊断

（1）赤带与经间期出血的鉴别　参见第八章"月经病"中"经间期出血"节。

（2）赤带与经漏的鉴别　参见第八章"月经病"中"崩漏"节。

（3）白带与白浊的鉴别　见下表。

病名	相同点	不同点
白带	色白	出于阴道
白浊		出于尿窍，多随溲而下，小便时或淋涩作痛

（4）各种女性生殖器官炎症带下性状有一定特点，可结合其他症状和检查以鉴别。

①引起带下过多的各种常见阴道炎鉴别诊断

病名	带下特点	其他症状	妇科检查	白带镜检
外阴阴道假丝酵母菌病	凝乳状，或豆腐渣样，质稀薄而有臭气	外阴奇痒难忍	阴道壁附一层白膜	可见念珠菌

续表

病名	带下特点	其他症状	妇科检查	白带镜检
滴虫性阴道炎	灰黄或黄绿色，稀薄，或呈脓性状，腥臭味，有泡沫	外阴瘙痒	阴道壁可见散在出血斑点	可查见滴虫
细菌性阴道病	淡黄色或血样脓性赤带，质稀	外阴坠胀，灼热或疼痛	阴道黏膜充血、触痛	可找到线索细胞
老年性阴道炎	稀薄淡黄，或赤白，甚者为脓性	阴道烧灼感	阴道黏膜薄且光滑，有点状出血或小溃疡	

②引起带下过多的其他生殖器官疾病的鉴别诊断

病名	带下特点	其他症状	检查
宫颈炎	带下色白，或淡黄色黏液状，或挟有血丝	可有同房出血、腰酸或无症状	可见宫颈有不同程度的糜烂面，或宫颈息肉，或宫颈肥大，或宫颈腺体囊肿
慢性盆腔炎	带下色白，或黄，或呈脓性，或无带下异常	下腹坠胀或牵引痛，腰骶酸痛	子宫活动性差，两侧或一侧附件增厚或有包块
宫颈癌	血性白带，或水样恶臭	接触出血，或伴不规则出血	宫颈质硬，表面粗糙，边缘不规则，有小菜花状突起，触之易出血，活检可确诊
淋菌性阴道炎	急性：脓性阴道分泌物	尿频，尿急，尿痛，阴部红肿痛、烧灼感	分泌物涂片或分泌物培养可查见淋病奈瑟菌
	慢性：白带量多或色黄	可能夹杂其他病菌感染	同上
子宫黏膜下肌瘤	水样带下，若瘤的组织坏死或感染，可有大量血性或有臭的脓性带下	月经增多，经期延长，贫血症状	肌瘤在宫腔内且小，不易被发现，常在诊刮时发现宫内壁凹凸不平。若瘤体露于宫颈口或肌瘤坠入阴道内，妇检可见

五、辨证论治

（一）辨证要点

（1）根据带下的<u>量、色、质、气味</u>的异常＋阴部或全身证候及舌脉来<u>辨虚实</u>。

（2）一般色淡、质稀、无臭，属<u>虚寒</u>；色黄、质稠、有臭气，属<u>实热</u>。

（3）辨证分型

证型	带下性状				兼症	舌象	脉象
	量	色	质	气味			
脾虚	多	白或淡黄	稀薄	无臭	四肢倦怠纳少便溏	舌淡胖苔白或腻	细缓
肾阳虚	多	白	清稀如水	无臭	腰酸如折小便清长	舌质淡苔白润	沉迟
阴虚夹湿	不甚多或多	黄或赤白相间	稠	或有臭	手足心热腰酸耳鸣	舌质红苔少或黄腻	细数
湿热下注	多	黄或脓或白	黏稠，或豆腐渣样	有臭味	口苦胸闷小便短赤	舌红苔黄腻	滑数
热毒蕴结	多	黄绿或赤白相间或五色带	黏腻	臭秽难闻	发热腹痛口苦咽干尿黄便秘	舌红苔黄	滑数

（二）治疗

（1）治疗原则　以除湿为主。

①<u>治脾</u>，宜运、宜升、宜燥。

②<u>治肾</u>，宜补、宜固、宜涩。

③<u>湿热和热毒</u>，宜清、宜利。

（2）分型论治

证型	治法	方药
脾虚	健脾益气，升阳除湿	完带汤
肾阳虚	温肾培元，固涩止带	内补丸
阴虚夹湿	滋肾益阴，清热利湿	知柏地黄丸
湿热下注	清利湿热，佐以解毒杀虫	止带方
热毒蕴结	清热解毒	五味消毒饮

六、外治法

外洗法、阴道纳药法、热熨法。

七、转归与预后

（1）及时治疗，多可痊愈。

（2）若治不及时或治不彻底，或病程迁延日久，可导致癥病和不孕症。

（3）若带下病日久不愈，且五色带下臭秽，要注意排除恶性变，预后差。

八、预防和调摄

（1）经常保持阴部清洁卫生，提倡淋浴；注意性生活卫生。

（2）医务人员进行妇科检查时应严格操作，防止交叉感染。

（3）注意饮食卫生，勿过食辛辣厚味以免滋生湿热。

（4）定期进行妇科检查，发现病变及时治疗。

巩固与练习

一、单选题

1. 带下量多，色白，质稀薄，无味道，四肢倦怠，纳少便溏，舌淡胖，苔白或腻，脉细缓证属（　　　）

    A. 脾虚   B. 热毒蕴结

    C. 阴虚夹湿   D. 湿热下注

    E. 肾阳虚

2. 生理性带下的特点是（　　　）

    A. 赤白相兼   B. 无色无臭，黏而不稠

    C. 清稀如水，淋漓不断   D. 色白、质稀、无臭，绵绵不断

    E. 腥臭难闻

3. 带下过多阴虚夹湿型方首选（　　　）

    A. 一贯煎   B. 知柏地黄丸

    C. 五味消毒饮   D. 归肾丸

    E. 龙胆泻肝汤

二、填空题

1. 完带汤的组成_____。

2. 带下过多的治疗原则_____。

三、简答题

1. 带下过多的诊断要点。

2. 湿热下注型带下过多的临床表现、治法、代表方剂是什么？

参考答案

一、单选题

1. A　2. B　3. B

二、填空题

1. 白术、山药、人参、白芍、苍术、甘草、陈皮、黑芥穗、柴胡、车前子

2. 以除湿为主

三、简答题

1.（1）病史：①经期产后余血未净，摄生不洁或不禁房事；②或妇科手术后感染史。

（2）临床表现：①带下增多，伴有带下的色、质、气味异常；②或伴有阴部瘙痒、灼热、疼痛；③或有尿频、尿痛等症状。

（3）妇科检查：观察外阴、阴道、宫颈有无充血、糜烂、溃疡或赘生物，阴道分泌物及其性状，宫体及附件有无压痛或肿块。

（4）辅助检查：明确病原体。

2. 临床表现：带下量多，色黄或脓或白，质黏稠，或豆腐渣样，有臭味，口苦胸闷，小便短赤，舌红苔黄腻，脉滑数。

治法：清利湿热，佐以解毒杀虫。

代表方剂：止带方。

第三节 带下过少

【考点重点点拨】

带下过少的主要病机、治疗原则。

一、概述

（1）定义 <u>带下量明显减少</u>，导致阴中干涩痒痛，甚至阴部萎缩者。

（2）西医学的卵巢功能早衰，绝经后卵巢功能下降、手术切除卵巢后、盆腔放化疗后及席汉综合征及免疫抑制剂等引起的阴道分泌物减少，可参照本病论治。

二、病因病机

$$\left.\begin{matrix} 肝肾亏损 \\ 血枯瘀阻 \end{matrix}\right\}\underline{阴液不足，不能润泽阴户}\rightarrow 带下过少$$

三、诊断要点

1. 病史

卵巢早衰；或绝经后卵巢功能下降；或手术切除卵巢后；或盆腔放化疗；或产后大出血；或长期服用某些免疫抑制剂史。

2. 临床表现

（1）<u>带下过少或全无</u>，阴道干涩痒痛，甚至阴部萎缩。

（2）或伴性欲低下，性交疼痛，烘热汗出，闭经、不孕等。

3. 检查

（1）妇科检查 阴道黏膜皱褶明显减少，或阴道壁菲薄充血，分泌物极少，宫颈、宫体或有萎缩。

（2）辅助检查

①阴道脱落细胞涂片提示雌激素水平较低。

②内分泌激素测定 E2 水平下降。

四、鉴别诊断

病名	相同点	不同点		
		年龄	病史	实验室检查
卵巢功能早衰	带下过少，阴道干涩	小于 40 岁		E_2 下降，FSH、LH 升高
绝经后卵巢功能下降		自然年龄绝经后		E_2 下降，FSH、LH 升高
手术切除卵巢或盆腔放化疗后		不论大小	手术或盆腔放化疗	E_2 下降，FSH、LH 升高
席汉综合征		不论大小	产后大出血	FSH、LH 降低，甲功降低

五、辨证论治

（一）治疗原则

滋补肝肾之阴精，佐以养血、化瘀等。

（二）辨证论治

证型	带下及阴部症状	兼症	舌象	脉象	治法	方药
肝肾亏损	①带下过少，甚至全无，阴部干涩灼痛	头晕耳鸣腰膝酸软	舌红少苔	脉细数或沉弦细	滋补肝肾养精益血	左归丸
血枯瘀阻	②或伴阴痒，阴部萎缩，性交疼痛	面色无华肌肤甲错	舌质黯，边有瘀点瘀斑	脉细涩	补血益精活血化瘀	小营煎

六、转归与预后

（1）非器质性病变者，及时正确治疗，一般预后良好。

（2）未及时或彻底治疗，可出现月经过少、稀发，甚至闭经和不孕症等。

（3）若因手术切除或放疗引起的带下过少，则预后差。

七、预防与调摄

（1）及早诊断和治疗可能导致卵巢功能降低的原发病。

（2）预防与及时治疗产后大出血，防止脑垂体前叶急性坏死。

（3）妇科盆腔良性肿瘤手术时，尽可能保留全部或大部分卵巢组织。

（4）盆腔放疗时，尽量避免过多照射卵巢部位。

（5）调节情志，保持良好的心理状态。

巩固与练习

一、单选题

1. 带下过少肝肾亏损性方选（　　　）

    A. 归肾丸   B. 左归丸   C. 六味地黄丸

    D. 一贯煎   E. 右归丸

2. 带下过少，面色无华，肌肤甲错，舌质黯，边有瘀点瘀斑，脉细涩为带下过少病的哪一证型？

    A. 肝肾亏损   B. 肾阴虚   C. 气虚血瘀

    D. 肾气不足   E. 血枯瘀阻

二、填空题

1. 带下过少的治疗原则_____。

2. 带下过少的分型_____。

三、简答题

带下过少的病因病机。

参考答案

一、选择题

1. B   2. E

二、填空题

1. 滋补肝肾之阴精，佐以养血、化瘀等

2. 肝肾亏损，血枯瘀阻

三、简答题

略。

第十章 妊娠病

第一节 概 述

【考点重点点拨】

妊娠病的定义、病因病机、治疗原则、用药原则。

一、定义

妊娠期间，发生与妊娠有关的疾病，称妊娠病。

二、病因病机

结合致病因素和妊娠期母体变化来认识。

（1）致病因素 ①外感六淫；②情志内伤；③房事不节；④劳逸过度；⑤跌仆闪挫；⑥素体虚弱，气血不足；⑦阴阳气血偏盛偏虚。

（2）妊娠期母体变化 ①血聚养胎，阴血亏虚；②胎阻气机，升降失常，易致气滞、痰饮；③素体脾胃虚弱，先天肾气不足，易致胎失所养，胎元不固。

（3）常见病机 ①阴血虚；②脾肾虚；③冲气上逆；④气滞。

三、诊断

（1）明确妊娠诊断 根据停经史、早孕反应、乳头乳晕着色、脉滑等表现，结合妊娠试验、BBT、B超、妇检等判断是否妊娠，并与激经、闭经、癥瘕鉴别。

（2）诊断属何种妊娠病 根据临床症状和检查来诊断。

（3）鉴别胎元已殒与未殒，注意胎儿发育及母体健康状况，排除畸胎等。

四、治疗原则

以胎元的正常与否为前提。

1. 胎元正常

治病与安胎并举。

（1）辨母病与胎病

①因母病动胎，重在治病，治病则胎安。

②因胎不安而病母，重在安胎，安胎以去病。

（2）安胎具体治法　以补肾健脾、清热养血为主。

2. 胎元异常

速下胎益母。

五、妊娠期用药原则——治病而无损于胎元

（1）慎重选择药物　凡峻下、滑利、祛瘀、破血、耗气、散气、有毒药品，应慎用或禁用；病情需要，可适当选用。

（2）严格掌握剂量，衰其大半而止。

（3）妊娠期抗菌药物的用药原则

美国食品药品管理局（FDA）按照药物在妊娠期应用时的危险性分为 A、B、C、D 及 X 类。

A. 在孕妇中研究证实无危险性。

B. 动物中研究无危险性，但人类研究资料不充分，或对动物有毒性，但人类研究无危险性青霉素、胰岛素等。

C. 动物研究显示毒性，人类研究资料不充分。充分权衡利弊。如异烟肼、异丙嗪等。

D. 已证实对人类有危险性，只有在孕妇生命威胁而他药无效时考虑使用。如链霉素。

X. 对人类致畸，在妊娠期间及可能妊娠的妇女禁用。如甲氨喋呤、己烯雌酚、奎宁、乙硫异烟胺、利巴韦林。

附：美国 FDA 抗菌药物对妊娠影响分类

A类	B类	C类	D类	X类
	青霉素、青霉素＋β－内酰胺酶抑制剂、头孢菌素类、氨曲南、克林霉素、红霉素、阿奇霉素、美罗培南、特比萘芬、克霉唑、制霉菌素、两性霉素 B、两性霉素 B 脂质制剂、甲硝唑、呋喃妥因（分娩时禁用）、乙胺丁醇、磷霉素	氯霉素、克拉霉素、亚胺培南－西司他丁、氟喹诺酮类、咪康唑、氟康唑、伊曲康唑、氟胞嘧啶、万古（去甲万古）霉素、SMZ－TMP、利福平、异烟肼、吡嗪酰胺、利福喷丁	氨基糖苷类、四环素类	奎宁、乙硫异烟胺

巩固与练习

简答题

请论述妊娠病的治疗原则。

参考答案

以胎元的正常与否为前提。

（1）胎元正常——治病与安胎并举

①辨母病与胎病：因母病动胎，重在治病，治病则胎安；因胎不安而病母，重在安胎，安胎以去病。

②安胎具体治法：以补肾健脾、调理气血为主。

（2）胎元异常——速下胎益母。

第二节　妊娠恶阻

【考点重点点拨】

1. 妊娠恶阻的定义、主要病机、治疗原则。

2. 诊断与鉴别：重点与葡萄胎鉴别。

3. 重证处理原则及终止妊娠的指征。

一、定义

妊娠早期出现严重的恶心呕吐，头晕厌食，甚则食入即吐者。亦称为"子病""病儿""阻病"。

二、病因病机

主要病机：<u>冲气上逆，胃失和降</u>。

$$\left.\begin{array}{l}脾胃虚弱：素体脾虚\\肝胃不和：肝郁化热\end{array}\right\} + 孕后血聚养胎 \to \left.\begin{array}{l}冲气上逆\\胃失和降\end{array}\right\} \to 恶阻$$

$$呕吐日久 \to 气阴两虚 \to 恶阻重症$$

三、诊断要点

（1）病史　停经史、早孕反应。

（2）临床表现　恶心<u>呕吐频繁</u>、厌食，甚可出现失水、酸中毒表现。

（3）检查　妇科检查：子宫增大变软，与孕月相符。

辅助检查：HCG 阳性、尿酮体、电解质、肝、肾功能、心电图等。

四、鉴别诊断

病名	相同点	不同点	
		症状	检查
妊娠恶阻	①妊娠 ②恶心呕吐	无腹痛、腹泻、阴道出血	①HCG 水平正常 ②B 超正常
葡萄胎		阴道不规则出血，可见水泡状胎块排出	①子宫增大超过妊娠月份 ②HCG 水平明显升高 ③B 超宫内呈落雪状图像，无孕囊、胎儿结构
妊娠合并急性胃肠炎		①饮食不节史 ②上腹或全腹阵发性疼痛、腹泻	大便检查见白细胞、脓细胞
妊娠合并急性阑尾炎		转移性右下腹痛 发热	①麦氏点压痛、反跳痛，伴肌紧张 ②HCG 水平正常 ③B 超正常 ④血象白细胞升高
妊娠合并急性胆囊炎		①右上腹绞痛向右侧肩背部放射 ②常伴发热	①右上腹压痛、肌紧张、墨菲征阳性 ②血象白细胞升高

五、辨证论治

（一）辨证要点

辨呕吐物性状及口感 + 全身症状、舌脉——辨虚实

（二）辨证分型

证型	主症		伴随症状	舌象	脉象
	呕吐物性状	口感			
脾胃虚弱	食糜、清涎	口淡	头晕乏力等	舌淡，苔白	缓滑无力
肝胃不和	酸水、苦水	口苦	胸满胁痛等	舌淡红，苔微黄	弦滑
气阴两虚	干呕或苦水、血水	口渴	消瘦乏力、尿少便秘等	舌红，苔薄黄而干或光剥	细滑数无力

（三）治疗原则

调气和中，降逆止呕。

（四）分型证治

证型	治法	代表方
脾胃虚弱	健脾和胃，降逆止呕	香砂六君子汤
肝胃不和	清肝和胃，降逆止呕	加味温胆汤
气阴两虚	益气养阴，和胃止呕	生脉散合增液汤

（五）重症处理

中西医结合治疗：①支持疗法；②调整电解质平衡；③纠正酸中毒。

六、转归与预后

（1）及时治疗，多可治愈。

（2）病情严重，则应考虑终止妊娠：①体温 >38℃；②心率 >120次/分；③持续黄疸；④持续蛋白尿；⑤精神萎靡等神经精神症状。

七、预防与调摄

饮食调理；心理疏导。

巩固与练习

一、名词解释

妊娠恶阻

二、简答题

妊娠恶阻的主要病机是什么？

参考答案

一、名词解释

妊娠恶阻：妊娠早期出现严重的恶心呕吐，头晕厌食，甚则食入即吐者，称为妊娠恶阻。

二、简答题

略。

第三节　妊娠腹痛

【考点重点点拨】

妊娠腹痛的定义及辨证论治。

一、定义

妊娠期，因胞脉阻滞或失养，发生小腹疼痛者。亦名"胞阻""痛胎""胎痛""妊娠小腹痛"。

二、病因病机

（1）主要病机 胞脉阻滞或失养，气血运行不畅，不通则痛或不荣则痛。

（2）病位 胞脉、胞络，尚未损伤胎元。

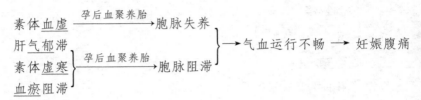

三、诊断要点

（1）病史 停经史、早孕反应。

（2）临床表现 妊娠期发生小腹疼痛。

疼痛特点：程度不甚，性质为绵痛、冷痛、隐痛、胀痛。

（3）检查 妇科检查：妊娠子宫，腹软不拒按。

辅助检查：尿 HCG 阳性、B 超提示活胎。

四、鉴别诊断

病名	相同点	不同点	
		症状	检查
妊娠腹痛	①妊娠②腹痛	①小腹疼痛，程度不甚 ②无腰酸、阴道出血等	①妊娠子宫，腹软不拒按 ②HCG 水平正常 ③B 超正常
异位妊娠		①阴道不规则出血 ②突发一侧少腹撕裂样疼痛 ③甚至晕厥或休克	①下腹压痛、反跳痛，可有移动性浊音 ②妇检后穹隆饱胀，宫颈举摆痛，宫旁可触及痛性包块 ③血红蛋白下降，β–HCG 定量检测、B 超、后穹隆穿刺等可鉴别
胎动不安		可有腰酸、小腹下坠或阴道少量流血	①妊娠子宫，腹软不拒按 ②HCG 水平、B 超均正常

续表

病名	相同点	不同点	
		症状	检查
堕胎、小产	①妊娠 ②腹痛	①阵发性小腹疼痛加重 ②阴道流血增多，或有胎块排出	妇检、B超可协助诊断
妊娠合并卵巢囊肿蒂扭转		①卵巢囊肿病史，多发于中期妊娠 ②突然一侧下腹部绞痛甚者痛至晕厥、恶心呕吐	①腹部压痛、反跳痛，伴肌紧张，妇检触及包块、局部触痛明显或伴肌紧张 ②B超可鉴别
妊娠合并急性阑尾炎	详见妊娠恶阻节鉴别诊断		

五、辨证论治

（一）辨证要点

辨腹痛性质＋兼症、舌脉——辨虚实

（二）辨证分型

证型	腹痛性质	伴随症状	舌象	脉象
血虚	小腹绵绵作痛，按之痛减	面色萎黄、头晕等	舌淡，苔薄白	细滑弱
气滞	小腹胀痛，兼见胁肋胀痛	抑郁或烦躁易怒等	苔薄黄	弦滑
虚寒	小腹冷痛，绵绵不止，喜温喜按，得热痛减	形寒畏冷等	舌淡，苔薄白	沉细弱
血瘀	小腹隐痛或刺痛，痛处不移	素有癥瘕等	舌黯有瘀点	弦滑

（三）治疗原则

虚则补之，实则行之。治疗方法以调理气血为主，佐以补肾安胎。

（四）分型证治

证型	治法	代表方
血虚	养血安胎止痛	当归芍药散
气滞	疏肝解郁，止痛安胎	逍遥散
虚寒	暖宫止痛，养血安胎	胶艾汤
血瘀	养血化瘀，补肾安胎	桂枝茯苓丸合寿胎丸

巩固与练习

简答题

血虚型妊娠腹痛的主证、治法及方药是什么?

参考答案

血虚型妊娠腹痛以妊娠后小腹绵绵作痛，按之痛减为主证，治疗方法是养血安胎止痛，代表方药是当归芍药散。

第四节　异位妊娠

【考点重点点拨】

1. 异位妊娠的定义、中医病因病机、西医病因病理及中医治疗大法、手术指征。

2. 异位妊娠已破损期典型临床表现。

3. 异位妊娠未破损期、已破损期的分期论治。

一、定义

受精卵在子宫体腔以外着床发育称为异位妊娠。是妇科常见的急腹症之一。以往习称"宫外孕"，但两者含义稍有不同，异位妊娠含义更广。

二、病因病机

（一）中医病因病机

实质是少腹血瘀实证。

气虚血瘀 { 肾气虚弱 → 运血无力 / 中气不足 → 血行瘀滞 }
气滞血瘀 { 情志内伤 → 气滞血瘀 / 感染邪毒 → 胞脉不畅 } → 孕卵不能及时运达子宫 → 异位妊娠

（二）西医病因病理

（1）病因　慢性输卵管炎是主要病因，尚有其他因素。

（2）病理　输卵管妊娠流产；输卵管妊娠破裂；继发性腹腔妊娠；陈旧性宫外孕。

三、诊断要点

	未破损型	已破损型		
		休克型	不稳定型	包块型
病史	停经史，盆腔炎病史，不孕史或既往异位妊娠史			
临床表现	无明显症状或下腹一侧隐痛	①停经 ②下腹剧痛 ③不规则阴道出血 ④晕厥与休克	①停经 ②下腹痛 ③不规则阴道出血	①腹痛减轻 ②阴道出血停止
腹部检查	无异常	①下腹压痛、反跳痛，患侧尤甚 ②有移动性浊音	下腹压痛、反跳痛，逐步减轻	无异常
妇科检查	①宫颈举摆痛 ②子宫稍大而软 ③一侧附件可触及囊性肿块，压痛	①后穹窿饱满、触痛明显 ②宫颈举摆痛 ③子宫稍大而软，可有漂浮感 ④一侧附件可触及肿块，边界不清，触痛明显	同休克型，但子宫无漂浮感	一侧附件可触及肿块，边界较清，无触痛
辅助检查	①HCG 阳性或弱阳性 ②B 超宫内未见孕囊，宫旁见混合性包块	①HCG 阳性或弱阳性 ②B 超见盆腔积液 ③后穹窿穿刺抽出不凝血	同休克型	①HCG 转阴性 ②B 超宫内未见孕囊，宫旁见混合性包块

四、鉴别诊断

病名	相同点	不同点
异位妊娠	下腹痛	见妊娠腹痛章节鉴别诊断
胎动不安		见妊娠腹痛章节鉴别诊断
妊娠合并卵巢囊肿蒂扭转		见妊娠腹痛章节鉴别诊断
妊娠合并急性阑尾炎		见妊娠恶阻章节鉴别诊断
黄体破裂		①无停经史，可有阴道流血，发于排卵后期，可见休克 ②下腹一侧突发性疼痛 ③下腹压痛、反跳痛，有移动性浊音 ④子宫大小正常，后穹隆饱胀，可无肿块触及，一侧附件压痛，后穹隆穿刺抽出不凝血 ⑤HCG 阴性，血常规 HaB 下降
急性盆腔炎		①无停经史，伴发热，阴道分泌物增多，有异味 ②下腹压痛、反跳痛，无移动性浊音 ③宫颈举摆痛，子宫大小正常，压痛，附件增厚或增粗、压痛，或扪及痛性包块，后穹隆穿刺抽出脓液 ④HCG 阴性，血常规 HaB 正常，WBC 增高

五、辨证论治

（1）辨证请参考"诊断要点"，动态观察，尤以判断异位胎元之存殒最为重要。

（2）治疗大法　活血化瘀。

（3）分型论治

证型		治法	代表方
未破损期	胎元阻络证	活血化瘀杀胚	宫外孕Ⅰ号方加蜈蚣、紫草、天花粉
	胎瘀阻滞证	化瘀消癥	宫外孕Ⅱ号方加三七、水蛭
已破损期	气血亏脱证（休克型）	止血固脱	生脉散合宫外孕Ⅰ号方或四物汤加黄芪
	气虚血瘀证（不稳定型）	益气养血，化瘀杀胚	宫外孕Ⅰ号方加党参、黄芪
	瘀结成癥证（包块型）	破瘀消癥	宫外孕Ⅱ号方加乳香、没药

六、急症处理

<u>中西医结合治疗</u>。

七、手术治疗指征

确诊后，可考虑手术治疗，如有下列情况，应立即手术。

（1）疑为输卵管间质部或残角子宫妊娠。

（2）内出血多、休克严重者。

（3）血β-HCG水平较高，包块继续长大，杀胚药无效者。

（4）要求绝育手术者。

巩固与练习

简答题

1. 宫外孕Ⅰ号方及Ⅱ号方的组成、功用、主治是什么？

2. 异位妊娠中医病因病机实质是什么？

参考答案

1. 宫外孕Ⅰ号方组成：赤芍、丹参、桃仁，功用是活血化瘀杀胚，主治异位妊娠的气虚血瘀证。

宫外孕Ⅱ号方组成：赤芍、丹参、桃仁、三棱、莪术，功用是破瘀消癥，主治异位妊娠的瘀结成癥证。

2. 异位妊娠中医病因病机实质是少腹血瘀实证。

第五节 胎漏、胎动不安

【考点重点点拨】

1. 胎漏、胎动不安的定义、主要病机、辨证治疗。

2. 各种流产的鉴别。

3. 寿胎丸的组成、功效、主治。

一、定义

胎漏：妊娠期间，<u>阴道不时有少量出血</u>，时出时止，或淋沥不断，而无腰酸、腹痛、小腹下坠者。亦称"胞漏"或"漏胎"。

胎动不安：妊娠期间出现<u>腰酸、腹痛、小腹下坠</u>，或伴有<u>少量阴道出血</u>者。

二、病因病机

主要病机：<u>冲任损伤，胎元不固</u>。

1. 胎元方面

①父母精气不足，成孕而难成胎。

②胎元不固或有缺陷，胎多不能成实。

2. 母体方面

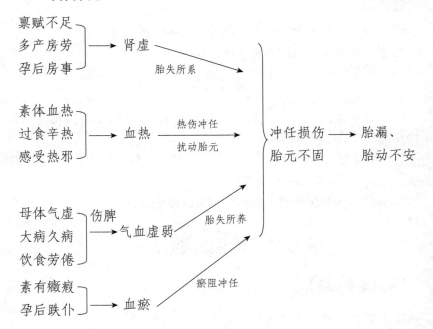

三、诊断要点

（1）病史 孕后不节房事史、流产史等。

（2）症状 妊娠期间，阴道不时有少量出血，时出时止，无腰酸、腹痛、小腹下坠。

（3）检查 妇科检查：妊娠子宫，子宫增大与孕月相符，宫口未开，胎膜未破。阴道流血来自宫腔，但流血量少，色鲜红或黯红。

辅助检查：尿 HCG 阳性、B 超提示宫内妊娠、活胎。

四、鉴别诊断

病名	相同点	不同点							
		主要症状			妇检			辅助检查	
		出血	下腹痛	组织物排出	宫颈	宫体大小	附件	尿妊娠试验	B超
先兆流产（胎漏、胎动不安）	妊娠，阴道出血，腹痛	少	无或轻	无	未开	与孕周符	(−)	(+)	有胎心胎动
难免流产（胎堕难留）		增多、鲜红	加剧	无	已开已破膜	与孕周符	(−)	(+−)	有胎动或弱
完全流产（暗产、堕胎、小产）		少或停止	消失	全部	已闭	正常或略大	(−)	(−)	无
不全流产（堕胎、小产）		少或大出血	加剧或减轻	部分	已开或组织物嵌顿	小于孕周	(−)	(−)	部分残留妊娠物
稽留流产（胎死不下）		无或色黯	无	无	闭或松	小于孕周	(−)	(−)	无胎心胎动
异位妊娠	见妊娠腹痛节鉴别诊断								
葡萄胎	见妊娠恶阻节鉴别诊断								

五、辨证论治

（一）辨证要点

辨阴道出血、腰酸、腹痛、下坠的性质、程度 + 全身脉证——<u>辨</u>

虚、热、瘀。

（二）辨证分型

证型	主要症状	伴随症状	舌象	脉象
肾虚	出血淡黯，腰酸、腹痛、下坠，或曾屡孕屡堕	耳鸣夜尿多等	舌淡黯，苔白	沉细滑尺弱
血热	出血鲜红，或腰腹坠胀作痛	口苦便结等	红苔黄	滑数
气血虚弱	出血淡红质稀，小腹空坠痛、腰酸，绵绵不止，喜温喜按	面色㿠白等	舌淡，苔薄白	细弱略滑
血瘀	出血黯红，腰酸、腹痛、下坠，痛处不移	素有癥积或孕后跌仆闪挫等	舌黯红有瘀点，苔白	弦滑或沉弦

（三）分型论治

证型	治法	代表方
肾虚	补肾健脾，益气安胎	寿胎丸加党参白术/安奠二天汤
血热	滋阴清热，养血安胎	保阴煎/清热安胎饮/当归散
气血虚弱	补气养血，固肾安胎	胎元饮
血瘀	化瘀养血，固肾安胎	桂枝茯苓丸合寿胎丸

巩固与练习

一、选择题

某妇，26岁，现停经55天，阴道出血3天，量少，色淡红，质稀，小腹空坠而痛，腰酸乏力，口淡，舌淡苔薄白，脉细弱略滑。尿 HCG = 10000iu/l。

（1）应诊断为（　　）

A. 胎漏　　　　　B. 胎动不安　　　　C. 堕胎

D. 胎萎不长　　　E. 妊娠腹痛

（2）其证型为（　　）

A. 肾虚型　　　　B. 气血虚弱型　　　C. 血热型

D. 血瘀型　　　　E. 以上都不是

（3）其治疗的代表方为（　　　）

    A. 补肾固冲丸　　　　B. 肾气丸　　　　　　C. 寿胎丸

    D. 归肾丸　　　　　　E. 胎元饮

二、简答题

（1）如何鉴别先兆流产及异位妊娠？

（2）各种不同类型的流产应如何鉴别？

（3）胎漏、胎动不安应如何辨证治疗？

参考答案

一、选择题

（1）B　　（2）B　　（3）E

二、简答题

略。

第六节　堕胎、小产

【考点重点点拨】

堕胎、小产的定义、主要病机及治疗原则。

一、定义

（1）堕胎　<u>妊娠 12 周内，胚胎自然殒堕者。</u>

（2）小产　<u>妊娠 12～28 周内，胎儿已成形而自然殒堕</u>者。亦称"半产"。

（3）暗产　怀孕 1 月不知其已受孕而殒堕者。

二、病因病机

主要病机：<u>冲任损伤</u>；<u>胎元不固。</u>

与胎漏、胎动不安基本相同，多由其发展而来，详见胎漏、胎动不安章节。

三、诊断要点

（1）病史　停经史、先兆流产史、妊娠期热病、外伤史等。

（2）症状　妊娠 12 周内，<u>阴道出血超过月经量</u>，继而<u>小腹痛加重</u>，<u>胚胎自然殒堕</u>，诊断为堕胎。

<u>妊娠 12 ~ 28 周内</u>，<u>小腹阵发性疼痛</u>，继而<u>阴道出血或羊水溢出</u>，<u>胎儿自然殒堕</u>，诊断为小产。

（3）检查　妇科检查及辅助检查：详见胎漏、胎动不安章节。

四、鉴别诊断

见胎漏、胎动不安章节鉴别诊断。

五、辨证论治

（一）辨证分型

证型	主要症状	伴随症状	舌象	脉象
气滞血瘀证（胎殒难留）	阴道流血增多，腹痛腹坠胀加重，或羊水溢出	或伴心悸气短等	舌紫黯或有瘀点	沉弦
气虚血瘀证（胎堕不全）	阴道流血不止，甚至大量出血，腹痛阵作，尚有部分组织残留于子宫	或伴面色苍白等	舌淡黯苔薄白	沉细无力

（二）分型论治

（1）治疗原则　<u>下胎益母</u>。

（2）胎殒难留或胎堕不全　<u>速去其胎</u>，用药下胎，或行吸宫术、钳刮术。

（3）气随血脱　益气回阳固脱，抗休克，尽快清宫。

（4）胎堕完全　调养气血。

证型	治法	代表方
气滞血瘀证（胎殒难留）	祛瘀下胎	脱花煎加益母草
气虚血瘀证（胎堕不全）	益气祛瘀	脱花煎/生化汤加人参、益母草、炒蒲黄

巩固与练习

一、名词解释

堕胎、小产

二、填空题

（1）堕胎的治疗原则是_____。

（2）胎动欲堕的治法是_____，代表方是_____。

三、简答题

堕胎、小产的治疗原则是什么？为什么？

参考答案

一、名词解释

堕胎：妊娠 12 周内，胚胎自然殒堕者，称为堕胎。

小产：妊娠 12～28 周内，胎儿已成形而自然殒堕者，称为小产。

二、填空题

（1）下胎益母。

（2）祛瘀下胎，脱花煎

三、简答题

略。

第七节 滑 胎

【考点重点点拨】

滑胎的定义、病因（包括西医学）、主要病机、常用检查、治疗原则、辨证论治。

一、定义

凡<u>堕胎或小产连续发生 3 次或 3 次以上</u>者，称为滑胎。亦称"屡孕屡堕"或"数堕胎"。

特点：连续性、自然性、应期而下。

二、病因病机

（1）主要机制　母体冲任损伤；胎元不固。

（2）病因病机

①母体因素

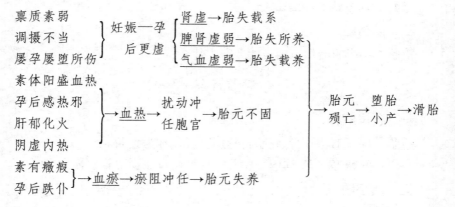

②胎元因素

父母精气不足→胎元不健→滑胎

（3）西医病因

①遗传因素：染色体、常见遗传病。

②子宫因素：子宫畸形、子宫肌瘤、盆腔肿物等。

③内分泌因素：黄体功能、甲状腺功能异常等。

④免疫因素：血型、自身抗体、封闭抗体等。

⑤感染因素：病毒、弓形体等。

⑥不明原因。

三、诊断要点

（1）病史　堕胎或小产连续发生 3 次或 3 次以上。

（2）检查　妇科检查：了解有无子宫畸形、子宫肌瘤、盆腔肿物等。

辅助检查：①双方染色体检查；②男方精液检查；③女方黄体功能；④胎盘内分泌功能；⑤ABO 抗原、血清抗体效价；⑥抗心磷脂抗体等；⑦B 超；⑧子宫输卵管造影等。

四、辨证论治

（一）辨证分型

证型	主要症状	伴随症状	舌象	脉象
肾虚	屡孕屡堕	或每次如期而堕，头晕耳鸣或面色晦暗等	舌淡黯苔白	沉弱
气血虚弱		月经量少或色淡，头晕心悸等	舌淡白苔薄	细弱
血瘀		素有癥瘕、月经过多或经期延长，经色紫黯，或有血块等	舌黯或有瘀点瘀斑，苔薄	弦细或涩

（二）治疗原则

（1）预防为主，防治结合。

（2）孕前调理，孕后安胎。

（3）预培其损。

（三）分型论治

证型	治法	代表方
肾虚	补肾固冲，益气养血	补肾固冲丸
气血虚弱	益气养血，固冲安胎	泰山磐石散
血瘀	行气活血，消癥散结	桂枝茯苓丸

五、预防与调摄

（1）孕前全面检查，避孕1年，预培其损，未病先防。
（2）孕后注意心情、生活方式、饮食调护，及早安胎。
（3）安胎时间应超出既往堕胎的2周以上。

巩固与练习

简答题

1. 滑胎患者应如何进行检查？
2. 气血虚弱型滑胎的主证、治法、代表方及药物组成是什么？

参考答案

1. 首先进行全面细致地问诊及全身体格检查、妇科常规检查，辅助检查方面如下。

①遗传因素——双方染色体检查、地贫、G6PD等遗传性疾病的筛查。

②子宫因素——妇科常规检查、阴道彩超及子宫输卵管造影排除子宫畸形、子宫肌瘤、盆腔肿物等；必要时行宫腔镜探查术。

③内分泌因素——基础体温测定、B超监测排卵、性激素检查、黄体中期孕激素检查、甲功等以排除黄体功能不足、甲状腺功能异常等。

④免疫因素——血型、自身抗体、封闭抗体等检查。

⑤感染因素——致畸五项排除病毒、弓形体等感染；支原体衣原体监测等。

⑥男方精液检查。

2. 略。

第八节　胎萎不长

【考点重点点拨】

胎萎不长的定义、诊断、辨证论治。

一、定义

妊娠四五个月后，孕妇腹形与宫体增大明显小于正常妊娠月份，胎儿存活而生长迟缓者。亦称"妊娠胎萎燥""妊娠胎不长"。

胎萎不长属于高危妊娠之一，是围生儿死亡及发病的重要因素。

二、病因病机

主要机制：母体气血不足。

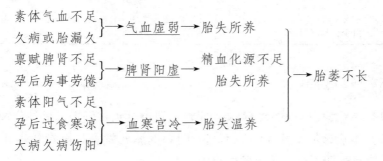

三、诊断要点

（1）病史　有先兆流产、妊娠合并症、不良嗜好等。
（2）临床表现。
（3）检查　孕期检查：宫高、腹围、体重等。
B 超：双顶径测定等。

四、鉴别诊断

病名	相同点	不同点（B 超鉴别）
胎萎不长		胎儿存活，肢体发育偏小
胎死不下	均有腹形小	胎儿已死，无胎动、胎心
羊水过少		羊水量少，胎儿存活，肢体发育正常

五、辨证论治

治疗原则：求因治本，**重在补脾肾、益气血**。治疗过程，动态观察，若畸胎、死胎，速下胎益母。

证型	主要证候	治法	代表方
气血虚弱	定义＋面色萎黄等＋舌淡嫩苔少，脉稍滑细弱无力	补气益血养胎	胎元饮
脾肾不足	定义＋腰酸便溏等＋舌淡苔白少，脉沉迟	健脾温肾养胎	寿胎丸合四君子汤，温土毓麟汤
血寒宫冷	定义＋腰腹冷痛等＋舌淡苔白少，脉沉迟滑	温肾扶阳，养血育胎	长胎白术散＋淫羊藿、艾叶

六、转归预后

（1）本病应及早诊治，若能及早诊治可继续正常妊娠，足月分娩。

（2）本病诊治不及或调治不当，则影响胎儿发育，影响新生儿质量，或导致过期不产，甚至胎死腹中。

巩固与练习

简答题

胎萎不长的治疗原则是什么？

参考答案

胎萎不长的治疗原则是求因治本，重在补脾肾、益气血。

第九节　胎死不下

【考点重点点拨】

胎死不下的定义、诊断及辨证论治。

一、定义

<u>胎死胞中</u>，<u>不能及时产出</u>者。亦称"胎死腹中""子死腹中"。

二、病因病机

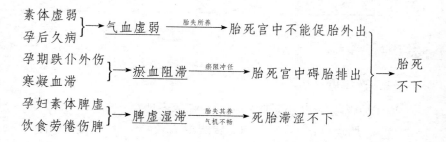

三、诊断要点

（1）病史 有停经史、先兆流产病史。

（2）临床表现 可无明显症状。妊娠早期，早孕反应、乳胀等感觉消失；妊娠中晚期，胎动停止，腹部不再增大，胎死日久见口臭，腰酸腹坠，阴道出血，脉涩等。

（3）检查

①腹部检查：妊娠中晚期腹围缩小，宫底下降，扪不到胎动，听不到胎心。

②专科检查：子宫小于妊娠月份，宫口闭合，乳房变松软。

③辅助检查：妊娠试验、B超可确诊。

四、辨证论治

（1）治疗原则 一经确诊，立即下胎益母。

（2）要注意母体的气血虚实。中西医结合、药物与手术结合。

证型	主要证候	治法	代表方
气血虚弱	胎死不下，小腹隐痛或冷感，阴道流血色淡质稀＋面色苍白等＋舌淡苔白，脉细弱	益气养血，活血下胎	救母丹
瘀血阻滞	胎死不下，小腹疼痛，阴道流血紫黯有块＋面色青黯等＋舌紫黯，脉沉涩	行气活血，祛瘀下胎	脱花煎
脾虚湿阻	胎死不下，小腹冷痛，阴道流血色黯滞＋胸腹满闷等＋舌苔厚腻，脉濡缓	运脾除湿，行气下胎	平胃散＋芒硝

巩固与练习

一、选择题

以下哪些症状不是胎死不下的临床表现？

A. 胎动停止　　　　B. 腰酸腹坠　　　　C. 阴道出血

D. 脉涩　　　　　　E. 胎儿自行娩出

二、简答题

胎死不下的治疗原则是什么？为什么？

参考答案

一、选择题

E

二、简答题

略。

第十节　子　　满

【考点重点点拨】

子满的定义、辨证论治。

一、定义

妊娠 5～6 月后出现<u>胎水过多，腹大异常，胸膈胀满</u>，甚则<u>遍身俱肿，喘不得卧</u>者。又称"胎水肿满"。

二、病因病机

脾失健运，水渍胞中，或因胎元缺陷，发展为畸胎。

三、诊断要点

（1）病史 早孕史、病毒感染史、孕妇糖尿病史，母儿血型不合，或畸胎、双胎史。

（2）临床表现 即定义，或伴有腹部、下肢、外阴水肿，小便短少，甚至不通。

（3）检查 腹部触诊有明显液体震荡感，胎位不清，胎心音遥远或听不清。

B 超测羊水量及有无双胎、畸胎等。

四、辨证论治

<u>治疗原则</u>：治病与安胎并举，标本兼顾。

证型	主要证候	治法	代表方
脾胃虚弱	定义＋神疲体倦等＋舌淡胖苔白，脉沉滑无力	<u>健脾利湿，养血安胎</u>	鲤鱼汤或当归芍药散
气滞湿郁	定义＋皮色不变，按之压痕不明显＋舌淡苔薄腻，脉弦滑	<u>理气行滞，利水除湿</u>	茯苓导水汤

巩固与练习

一、名词解释

子满

二、填空题

子满的常见证型是_____，治法是_____，代表方是_____。

三、简答题

子满的定义和治疗原则是什么？

参考答案

一、名词解释

子满：妊娠5～6月后出现胎水过多，腹大异常，胸膈胀满，甚则遍身俱肿，喘不得卧者，称为子满。

二、填空题

脾气虚弱证；健脾利湿，养血安胎；鲤鱼汤或当归芍药散

三、简答题

略。

第十一节 子 肿

【考点重点点拨】

1. 子肿的定义、辨证论治。
2. 子肿的分度。

一、定义

妊娠中晚期，孕妇出现肢体面目肿胀者。亦称"妊娠肿胀"。

二、病因病机

主要机制：脾虚、肾虚或气滞，导致水湿痰聚所致。

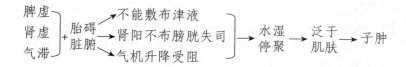

三、诊断要点

（1）病史

①素体脾虚、肾虚、情志抑郁史。

②严重贫血、原发性高血压、糖尿病等。

③高龄初孕、多胎妊娠、羊水过多等。

（2）临床表现 主要特征为浮肿，多发生在妊娠 20 周以后，由踝部肿起，渐延至小腿、大腿、外阴部、腹部甚至全身。

（3）检查 双下肢对称性水肿。分为四度：

Ⅰ度（+）足部及小腿有明显浮肿，休息后不消退。

Ⅱ度（++）水肿上延至大腿及外阴。

Ⅲ度（+++）水肿延及外阴及腹部，肿势较前明显。

Ⅳ度（++++）全身浮肿或有腹水。

辅助检查：尿分析（正常或蛋白偏高）、血压、体重、B 超。

四、鉴别诊断

病名	相同点	不同点
子肿	浮肿，妊娠	①发生在妊娠 20 周以后 ②由踝部肿起，渐延至小腿、大腿、外阴部、腹部甚至全身
妊娠合并慢性肾炎		①孕前有肾炎史 ②孕 20 周前发病 ③由眼睑肿起 ④尿检查异常 ⑤血中尿素氮升高
妊娠合并心脏病		①孕前有心脏病史 ②心悸、气短、踝部浮肿、心动过速 ③心电图、心功能检查可确诊

五、辨证论治

（一）辨证要点

辨水病和气病，辨病在脾、在肾。

（1）病在水　皮薄，色白光亮、按之凹陷即时难起。

（2）病在气　皮厚而色不变，随按随起。

（3）病在脾　四肢面目浮肿，皮薄光亮，伴神疲气短等脾虚证。

（4）病在肾　面浮肢肿，下肢尤甚，伴腰酸肢冷等肾虚证。

（二）治疗原则

治病与安胎并举。以利水化湿为主，佐以养血安胎。

证型	主要证候	治法	代表方
脾虚证	病在脾表现（见辨证要点）+舌淡胖嫩、边有齿印，苔白润而腻，脉缓滑无力	健脾理气，利水消肿	白术散加砂仁，或健脾利水汤
肾虚证	病在肾表现（见辨证要点）+舌淡、苔白润，脉沉迟	补肾温阳，化气行水	真武汤或肾气丸
气滞证	病在气表现（见辨证要点）+胸闷胁胀等气滞表现+苔薄腻脉弦滑	理气行滞，除湿消肿	天仙藤散正气天香散

六、转归预后

子肿往往是子痫早期症状之一，早发现、早治疗对控制病情发展、防止向子痫转化有重要意义。

七、预防调摄

（1）重视孕前保健，定期产前检查，注意体重、水肿、蛋白尿、血压变化。

（2）发病后予低盐饮食、控制饮水量、禁生冷油腻之品。

（3）浮肿严重者应休息，抬高两下肢，注意保暖。

巩固与练习

简答题

1. 子肿如何分度?

2. 请写出肾虚型子肿的主证、治法及代表方药。

参考答案

简答题

1. Ⅰ度（＋）足部及小腿有明显浮肿，休息后不消退；

Ⅱ度（＋＋）水肿上延至大腿及外阴；

Ⅲ度（＋＋＋）水肿延及外阴及腹部，肿势较前明显；

Ⅳ度（＋＋＋＋）全身浮肿或有腹水。

2. 肾虚型子肿以面浮肢肿，下肢尤甚，伴腰酸肢冷等肾虚证为主证，治法是补肾温阳、化气行水，代表方药为真武汤或肾气丸。

第十二节　子　　晕

【考点重点点拨】

子晕的定义、主要病机、诊断、辨证论治。

一、定义

妊娠期出现以头晕目眩，状若眩冒为主症，甚或眩晕欲厥，称为子晕，亦称妊娠眩晕。若发生在妊娠中后期，多属重症，多为子痫先兆。

二、病因病机

主要机制：阴血不足；肝阳上亢；痰浊上扰。

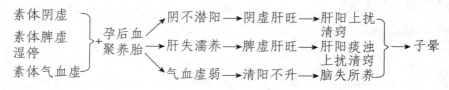

三、诊断要点

（1）病史　同"子肿"。

（2）临床表现　<u>头晕目眩</u>为主症，重症发生在妊娠中晚期，常伴头痛、耳鸣、视物模糊、浮肿胸闷、心烦呕恶等，多为<u>子痫先兆</u>。

（3）检查

①测血压：孕 20 周后血压高于 18.7/12.0 kPa（140/90mmHg）。

②眼底检查、心电图、胎盘功能。

③浮肿检查（分度）。

④尿常规见蛋白尿。

⑤检测血红蛋白、全血黏度、血细胞比容、电解质、二氧化碳结合力、肝肾功能等。

四、辨证论治

<u>治疗大法</u>：平肝潜阳为主，佐以滋肾养阴。

证型	主要证候	治法	代表方
阴虚肝旺	妊娠中后期头晕目眩＋耳鸣口干等阴虚火旺证＋舌红或绛少苔，脉弦数	滋肾育阴，平肝潜阳	杞菊地黄丸加石决明等
脾虚肝旺	妊娠中后期头晕目眩＋胸闷欲呕、肢肿等脾虚湿困证＋苔白腻，脉弦滑	健脾利湿，平肝潜阳	半夏白术天麻汤加钩藤、丹参
气血虚弱	妊娠中后期头晕目眩＋心悸健忘等气血虚弱证＋舌淡，脉细弱	调补气血	八珍汤加首乌、钩藤、石决明

五、应急处理

（1）住院密切观察病情，及时镇静、降压，中药加强育阴平肝潜阳。

（2）做好床边护理，防止发生子痫。

六、转归预后

（1）子晕气血虚弱型属轻症，阴虚肝旺、脾虚肝旺属重症，多是子痫先兆，应予足够重视。

（2）及时、正确治疗，预后多良好；否则可导致子痫，甚至影响母子生命。

巩固与练习

简答题

简述子晕的定义及临床表现、常见中医证型。

参考答案

简答题

子晕：妊娠期出现以头晕目眩、状若眩冒为主证，甚或眩晕欲厥，称为子晕。

临床表现：头晕目眩为主证，重症发生在妊娠中晚期，常伴头痛、耳鸣、视物模糊、浮肿胸闷、心烦呕恶等，多为子痫先兆。

常见中医证型有阴虚肝旺证、脾虚肝旺证、气血虚弱证。

第十三节 子 痫

【考点重点点拨】

1. 子痫的定义、主要病机、诊断、辨证论治。

2. 子痫急症处理原则。

一、概述

（1）定义　妊娠晚期或临产时或新产后，突然发生眩晕倒仆，昏不知人，双目上视，牙关紧闭，四肢抽搐，全身强直，须臾醒，醒复发，甚或昏迷不醒者。又称"子冒""妊娠痫证"。

（2）特点　为产科危、急、重症，常常由子肿、子晕发展而来，属西医的重度妊娠高血压综合征，是孕产妇及围产儿死亡的重要原因之一。

（3）时间　妊娠晚期、临产时、新产后（产后 24 小时至 5 天内）。

二、病因病机

主要病机：肝风内动；痰火上扰。

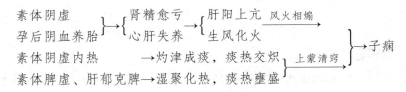

三、诊断要点

（1）病史　同"子晕"；葡萄胎病史；子痫病史等。

（2）临床表现　妊娠晚期、临产时、新产后，突然发生眩晕倒仆，昏不知人，双目上视，牙关紧闭，四肢抽搐，全身强直，或在先兆子痫的基础上出现抽搐昏迷。

（3）检查

①血压：妊娠前或妊娠 20 周前可有或无高血压史，妊娠 20 周后血压升高到 18.7/12.0kPa（140/90mmHg），或较基础血压升高 4.0kPa（30/15mmHg），伴蛋白尿、水肿即可诊断为子痫前期。

②血液检查：红细胞比容升高等，表现为高凝状态。

③肝肾功能检查：尿酸、尿素氮、肌酐、谷丙转氨酶异常。

④二氧化碳结合力检查：确定有无酸中毒。

⑤眼底检查：严重时视网膜小动脉痉挛。

全身小动脉痉挛是子痫前期——子痫的基本病变。

四、鉴别诊断

病名	相同点	不同点
子痫	妊娠，昏迷抽搐	孕前无发作史，发作前有头痛、头晕、高血压、水肿、蛋白尿等
妊娠合并癫痫		孕前有类似发作史，发作前无头痛、头晕、高血压、水肿、蛋白尿等

五、辨证论治

1. 治疗原则

（1）防重于治，中医治疗重点在先兆子痫，以平肝潜阳为主，佐以滋肾养阴为法，防止子痫产生（参照子晕）。

（2）子痫发生后，注意昏迷和抽搐发作程度与频率。治法：①以平肝息风、豁痰开窍为主；②中西医结合抢救。

2. 分型论治

证型	主要证候	治法	代表方
肝风内动	牙关紧闭，角弓反张等肝风内动证＋面红咽干等阴虚内热证＋舌红或绛苔无或花剥，脉弦细数	平肝息风止痉	羚角钩藤汤或止抽散
痰火上扰	昏不知人，全身抽搐等痰火上扰证＋气粗痰鸣等痰热内盛证＋舌红苔黄腻，脉弦滑数	清热息风，豁痰开窍	牛黄清心丸加竹沥安宫牛黄丸

六、急症处理

一经确诊，立即住院，积极处理。

处理原则：解痉、降压、镇静、合理扩容、必要时利尿、适时终止妊娠。

七、转归与预后

（1）子肿、子晕（先兆子痫）、子痫，可视为同一疾病的不同阶段，首先是子肿、子晕，为中医药治疗的有效时期，若此时治疗不及时，病情发展可出现先兆子痫，甚至发为子痫。

（2）子痫发生后，需中西医结合抢救，若治疗及时得当，可控制抽搐，母子可能平安；若抽搐反复发作、抽搐时间长，往往预后不良，危及母子生命。

巩固与练习

一、选择题

    A. 子满   B. 子肿   C. 子晕

    D. 子痫   E. 妊娠恶阻

以下情况，应考虑为：

（1）妊娠数月，面浮肢肿，下肢尤甚，按之没指。（   ）

（2）妊娠数月，面浮肢肿，头晕目眩，视物模糊，胸闷心烦。（   ）

（3）妊娠晚期，眩晕头痛，突然昏不知人，牙关紧闭，四肢抽搐。（   ）

二、名词解释

子痫

三、简答题

1. 简述子痫的主要病机及治则、治法。

2. 子肿、子晕、子痫的关系。

参考答案

一、选择题

（1）B   （2）C   （3）D

二、名词解释

子痫：妊娠晚期或临产时或新产后，突然发生眩晕倒仆，昏不知人，双目上视，牙关紧闭，四肢抽搐，全身强直，须臾醒，醒复发，甚或昏迷不醒者。又称"子冒""妊娠痫证"。

三、简答题

1. 子痫主要病机：①肝风内动；②痰火上扰。

治疗原则：防重于治，中医治疗重点在先兆子痫，以平肝潜阳为主，佐以滋肾养阴为法，防止子痫产生。

子痫发生后，注意晕迷和抽搐发作程度与频率，治法以①平肝息风、豁痰开窍为主；②中西医结合抢救。

2. 子肿、子晕（先兆子痫）、子痫，可视为同一疾病的不同阶段，首先是子肿、子晕，为中医药治疗的有效时期，若此时治疗不及时，病情发展可出现先兆子痫，甚至发为子痫。

第十四节　子　　嗽

【考点重点点拨】

子嗽的辨证论治。

一、定义

妊娠期间，咳嗽或久咳不已，称子嗽，又称妊娠咳嗽。

二、病因病机

阴虚火旺、痰饮内停，导致肺失清肃、肺气不宣所致。

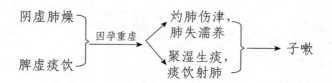

三、诊断要点

（1）病史　孕前肺气虚、慢性咳嗽、孕后贪凉饮冷史。

（2）临床表现。

（3）辅助检查　胸透与胸部摄片应在妊娠中晚期进行，妊娠早期不宜。

四、鉴别诊断

病名	相同点	不同点
子嗽	咳嗽不已	孕前无痨病史
抱儿痨		孕前有痨病史，伴有痨咳的症状、体征

五、辨证论治

（1）治疗原则　治病与安胎并举。

（2）治疗方法　清热润肺、化痰止咳为主，重治肺，兼顾脾。

证型	主要证候	治法	代表方
阴虚肺燥	干咳无痰，口燥咽干＋失眠盗汗等阴虚内热证＋舌红少苔，脉细滑数	养阴润肺，止咳安胎	百合固金汤
脾虚痰饮	咳嗽痰多，胸闷气促＋神疲纳呆等脾虚痰饮证＋舌质淡胖苔白腻，脉濡滑	健脾除湿，化痰止咳	六君子汤加苏梗、紫菀

巩固与练习

简答题

子嗽如何辨证治疗？

参考答案

略。

第十五节 子 淋

【考点重点点拨】

子淋的定义、辨证论治。

一、定义

妊娠期间出现<u>尿频</u>、<u>尿急</u>、<u>淋漓涩痛</u>等症，称"子淋"，亦称"妊娠小便淋痛"，或"妊娠小便难"。

二、病因病机

$$\left.\begin{array}{l}\text{阴虚津亏}\\\text{心火偏旺}\\\text{下焦湿热}\end{array}\right\} \longrightarrow 热灼膀胱，气化失司，水道不利 \longrightarrow 子淋$$

三、诊断要点

（1）病史 孕前泌尿系感染史、不洁性生活史。
（2）临床表现 妊娠期间出现尿频、尿急、淋漓涩痛等症。
（3）辅助检查 尿常规可见红细胞、白细胞或少量蛋白。

四、鉴别诊断

病名	相同点	不同点	
		主要症状	尿常规
子淋	妊娠小便不利	尿频、尿急，淋漓涩痛	异常
妊娠小便不通（转胞）		尿不得出或淋漓点滴而下，小腹胀痛，无尿痛	正常
妊娠遗尿		小便自遗，无灼热疼痛	正常

五、辨证论治

治疗：以<u>清润</u>为主。

证型	主要证候	治法	代表方
阴虚津亏	小便频数，淋沥涩痛，量少色淡黄 + 午后潮热等阴虚内热证 + 舌红少苔，脉细滑数	滋阴清热，润燥通淋	知柏地黄丸加麦冬、五味子、车前子
心火偏旺	小便频数，尿短赤，艰涩刺痛 + 面赤心烦等心火上炎证 + 舌红欠润少苔或无苔，脉细数	清心泻火，润燥通淋	导赤散加玄参、麦冬
湿热下注	尿频尿急尿痛，尿意不尽，欲解不能，小便短赤 + 带下黄稠等湿热下注证 + 舌红苔黄腻，脉滑数	清热利湿，通淋	加味五淋散

巩固与练习

简答题

子淋如何辨证治疗？

参考答案

略。

第十六节　妊娠小·便不通

【考点重点点拨】

妊娠小便不通的定义、辨证论治。

一、定义

<u>妊娠期间</u>，<u>小便不通</u>，甚至<u>小腹胀急疼痛</u>，<u>心烦不得卧</u>，称"妊娠小便不通"，古称"转胞"或"胞转"。

二、病因病机

肾虚→$\begin{cases}\text{系胞无力，胎压膀胱}\\ \text{不能化气行水}\end{cases}$

气虚→无力举胎，胎压膀胱 $\left.\vphantom{\begin{cases}a\\b\\c\end{cases}}\right\}$→妊娠小便不通

三、诊断要点

（1）病史 ①多胎妊娠；②糖尿病；③巨大胎儿。

（2）临床表现 妊娠期间，小便不通，甚至小腹胀急疼痛，心烦不得卧。

（3）辅助检查 尿常规正常，B超显示尿潴留。

四、鉴别诊断

见子淋。

五、辨证论治

（1）治疗原则 急则治其标，缓则治其本。

（2）治疗方法 <u>补气升提助膀胱气化</u>。不可妄投通利之品，以免影响胎元。

证型	主要证候	治法	代表方
肾虚	定义＋腰膝酸软等肾虚证＋舌淡苔薄润，脉沉滑无力	温肾扶阳，化气行水	肾气丸去附子、丹皮，加巴戟天、菟丝子
气虚	定义＋神疲倦怠等气虚证＋舌淡苔薄白，脉虚缓滑	补中益气，升陷举胎	益气导溺汤或人参升麻汤

巩固与练习

填空题

妊娠小便不通的治疗方法是＿＿＿＿＿＿＿＿＿＿。

参考答案

填空题

补气升提，助膀胱气化

第十七节　妊娠身痒

【考点重点点拨】

妊娠身痒的定义、临床表现、辨证论治。

一、定义

妊娠期间，孕妇出现与妊娠有关的皮肤瘙痒症状，称妊娠身痒。

二、病因病机

素体血虚
素体肝肾
不足
素体阳盛
⎫
⎬
⎭
孕后阴血养胎 → 阴血亏虚
冲任不足 →
⎧血虚化燥生风
⎨营卫不和
⎩风热乘虚侵入
肌肤
⎫
⎬
⎭
肌肤
失养 → 妊娠
身痒

三、诊断

（1）病史　过敏性体质、过食鱼虾或妊娠肝内胆汁淤积症史。

（2）临床表现

①妊娠合并荨麻疹　以痒为主，伴局部红疹或风团，皮肤干燥，急性者1周可停止发作，对胎儿及产妇无影响。

②妊娠肝内胆汁淤积症　多发于妊娠晚期，仅感瘙痒无皮肤病变，夜甚，随妊娠进程逐步加重，甚者出现黄疸。产后消失，下次妊娠复发，早产率高。

（3）检查

①妊娠合并荨麻疹　检查无特殊变化。

②妊娠肝内胆汁淤积症　血清胆酸浓度增高，ALT、胆红素轻度升高，肝功能正常。

四、鉴别诊断

病名	相同点	不同点
妊娠身痒	妊娠，皮肤瘙痒	见诊断部分
风疹		由风疹病毒引起全身发疹性疾病，典型症状：①发热；②耳后和枕骨下淋巴结肿大；③身上起小红斑丘疹，但不累及手掌足底；④1～2天内身热红疹消退；⑤可致胎儿畸形
妊娠疱疹		是与妊娠密切相关的皮肤病。表现为：①红色荨麻疹样斑块；②红斑基底上及临近处出现疱疹或环行分布的小水疱
疱疹样脓疱病		是妊娠期最严重的皮肤病，表现为：①在炎性红斑的基底上出现脓疱，大小不一；②在旧病灶边缘重新发生新脓疱

五、辨证论治

证型	主要证候	治法	代表方
血虚	皮肤干燥瘙痒脱屑，疹色淡红或无疹＋面色㿠白、心悸怔忡等血虚证＋舌淡苔白，脉细弦滑	养血祛风，滋养肝肾	当归地黄饮子合二至丸，或人参养荣汤
风热	遍身瘙痒，上半身尤甚，疹块色红灼热，剧痒，遇热加剧＋咽痛等风热证＋舌红苔黄或脉浮滑数	疏风清热，养血安胎	消风散去木通、滑石，加桑叶、龙骨、牡蛎
营卫不调	皮肤瘙痒，干燥破损，多发于腹部及大腿内侧＋腰酸等肝肾不足、营卫不调证＋舌淡暗苔白，脉细滑尺弱	补冲任，调营卫	四物汤合桂枝汤加首乌、桑寄生等

巩固与练习

简答题

简述妊娠身痒应如何治疗？

参考答案

略。

第十八节　妊娠贫血

【考点重点点拨】

妊娠贫血的定义、诊断、辨证论治。

一、定义

妊娠期间出现倦怠、乏力、气短、面色苍白、浮肿、食欲不振等，检查呈现血红蛋白或红细胞总数降低，红细胞比容下降，称妊娠贫血。

二、病因病机

素体脾虚，孕后劳倦过度　　　　　　　　　　　　　　　　　　　　　　
饮食失节，大病久病失养　}气血两虚
劳伤心脾，营血暗耗——心脾两虚　}+孕后经血下聚养胎，→妊娠
素体肝肾亏虚————肝肾不足　　　母体精血益虚　　　贫血

三、诊断

（1）病史　或有孕前贫血史。

（2）临床表现

①早期乏力、疲倦。

②贫血加重可出现头晕、心悸、气短、纳呆、低热等。

③甚至出现下肢、面目浮肿、面色萎黄、爪甲不荣等。

（3）检查　血红蛋白 <100g/L；红细胞 <3.5×10^{12}/L；红细胞压

积 <30% 。

四、辨证论治

（1）治则　补虚。

（2）治法　调理脏腑、补养气血。

证型	主要证候	治法	代表方
气血两虚	面色萎黄、倦怠乏力、纳呆便溏等气血两虚证＋或见妊娠浮肿或胎动不安＋舌淡胖苔白脉缓无力	补气养血	八珍汤
心脾两虚	面色无华、心悸怔忡、失眠多梦等心脾两虚证＋舌淡苔少，脉细弱	益气补血，健脾养心	归脾汤
肝肾不足	头晕目眩、腰膝酸软等肝肾不足证＋或胎萎不长＋舌黯红少苔，脉细弦滑	滋补肝肾	大补元煎＋首乌、桑寄生

巩固与练习

简答题

1. 如何诊断妊娠贫血？

2. 妊娠贫血如何辨证论治？

参考答案

简答题

1. 病史：或有孕前贫血史。

临床表现：①早期乏力、疲倦；②贫血加重可出现头晕、心悸、气短、纳呆、低热等；③甚至出现下肢、面目浮肿，面色萎黄，爪甲不荣等。

检查：①血红蛋白 <100g/L；②红细胞 <3.5×1012/L；③红细胞压积 <30% 。

2. 略。

第十九节 难 产

【考点重点点拨】

1. 难产的定义、病因及主要中医病机。
2. 产力异常难产的辨证论治。

一、定义

妊娠足月，胎儿不能顺利娩出者，称难产。

二、病因病机

（1）病因 产力异常；产道异常；胎儿、胎位异常。
（2）主要中医病机（本篇仅讨论产力异常之难产》） 气血失调。

气血虚弱 → 不能促胎排出
气滞血瘀 → 碍胎排出 } → 难产

三、诊断

1. 病史
妊娠足月，产程进展缓慢或滞产。

2. 临床表现
（1）虚证
①宫缩协调但无力。
②临产后宫缩持续时间短、力量弱、间歇期长。
③神疲乏力。
（2）实证
①宫缩不协调（强直）。
②持续腹痛。
③产妇烦躁、疲惫。

3. 检查

（1）虚证

①宫缩乏力。

②宫缩时宫壁不硬。

③宫口不能如期张开。

④先露下降缓慢。

（2）实证

①宫缩不协调。

②宫缩时宫壁坚硬。

③宫口不能扩张。

④出现痉挛性狭窄环，阻碍下降。

⑤胎心持续过速。

四、辨证论治

证型	主要证候	治法	代表方
气血虚弱	阵痛轻微，下血量多色淡或胎膜早破等（见虚证临床表现）＋面色无华等气血虚弱证＋舌淡苔薄，脉大而虚或沉细而弱	大补气血	蔡松汀难产方
气滞血瘀	腹痛剧烈，久产不下等（见实证临床表现）＋面色紫暗等气滞血瘀证＋舌黯红苔薄白，脉弦大或至数不匀	理气活血，化瘀催产	催生饮

巩固与练习

简答题

简述难产的定义、病因及主要中医病机。

参考答案

简答题

难产：妊娠足月，胎儿不能顺利娩出者，称难产。

病因：①产力异常；②产道异常；③胎儿、胎位异常。

主要中医病机：气血失调。

第十一章　产后病

第一节　概　　述

【考点重点点拨】

产后病的定义、总的病因病机、诊断、辨证要点、总的治疗原则。

一、定义

（1）<u>产后病</u>　产妇在<u>新产后及产褥期内</u>发生的<u>与分娩或产褥有关的疾病</u>，称为"产后病"。

（2）<u>产褥期</u>　指产妇分娩后<u>除乳腺外</u>，全身各器官<u>恢复或接近正常未孕状态</u>所需的时间，一般为<u>6周</u>。

（3）<u>新产后</u>　指产后<u>7天之内</u>。

二、产后常见病和危急重症

历代医家概括为"三病""三冲""三急"。

（1）产后<u>"三病"</u>　指产后病痉、<u>郁冒</u>、<u>大便难</u>。皆由于<u>亡血伤津</u>所致。

（2）产后<u>"三冲"</u>　是指败血上冲，<u>冲心</u>、<u>冲胃</u>、<u>冲肺</u>。

（3）产后<u>"三急"</u>　指<u>呕吐</u>、<u>盗汗</u>、<u>泄泻</u>。

三、产后病的病因病机

<u>多虚多瘀</u>。

（1）亡血伤津，元气亏损，虚火易动。

（2）瘀血内阻，败血妄行。

（3）饮食劳倦，外邪所伤。

四、产后病的诊断

四诊八纲为基本方法。

（1）重视"三审"

①先审小腹痛与不痛，以辨有无恶露停滞。

②次审大便通与不通，以验津液之盛衰。

③再审乳汁行与不行及饮食多少，以察胃气之强弱。

（2）同时要了解孕前产前的相关病史、分娩方式、产时情况，结合必要的体格检查、妇科检查、实验室及影像学检查，综合分析，做出正确诊断。

五、产后病的治疗原则

（1）治疗原则　"勿拘于产后，亦勿忘于产后"。

（2）产后用药"三禁"　禁大汗、禁峻下、禁通利小便。禁大汗以防亡阳；禁峻下以防亡阴；禁通利小便以防亡津液。

巩固与练习

一、选择题

1. "新产后"指产后（　　）天

　　A. 42 天以内　　　　　B. 7 天以内　　　　　C. 21 天以内

　　D. 30 天以内　　　　　E. 56 天以内

2. 产后病的治疗原则是（　　）

　　A. 大补气血　　　　　B. 活血化瘀　　　　　C. 补肾健脾

　　D. 滋阴养血　　　　　E. 勿拘于产后，亦勿忘于产后

二、填空题

1. 产后"三病"：指产后病_____、_____、_____。皆由于_____所致。

2. 产后"三冲"：是指败血上冲，_____、_____、_____。

3. 产后"三急"：_____、_____、_____。

三、简答题

1. 产后病的病机特点是什么？

2. 产后病的治疗原则是什么？

3. 何为产后三审？

参考答案

一、选择题

1. B 2. E

二、填空题

1. 痉、郁冒、大便难；亡血伤津

2. 冲心、冲胃、冲肺

3. 呕吐、盗汗、泄泻

三、简答题

1. 产后病的病机特点为：多虚多瘀。亡血伤津，元气亏损，虚火易动；瘀血内阻，败血妄行；饮食劳倦外邪所伤。

2. 产后病的治疗原则为"勿拘于产后，亦勿忘于产后"。

3. 产后三审是指：①先审小腹痛与不痛，以辨有无恶露停滞；②次审大便通与不通，以验津液之盛衰；③再审乳汁行与不行及饮食多少，以察胃气之强弱。

第二节　产后血晕

【考点重点点拨】

产后血晕的定义、临床表现、辨证论治，尤其是急救处理。

一、概述

（1）定义　产妇分娩后突然头晕眼花，<u>不能起坐</u>，或<u>心胸满闷</u>，<u>恶心呕吐</u>，<u>痰涌气急</u>，<u>心烦不安</u>，甚至<u>神昏口噤</u>，甚至<u>昏不知人者</u>。

（2）是产后妇女的<u>危急重症</u>。

二、病因病机

三、诊断要点

1. 病史

①严重的贫血、血小板减少症、凝血功能障碍。

②产时软产道裂伤、产后宫缩乏力、胎盘剥离不全、剥离后滞留、胎盘嵌顿、胎盘植入或胎膜残留等病史。

2. 临床表现

<u>产妇新产之后数小时内突然头晕目眩，不能起坐</u>；或<u>晕厥</u>；甚至<u>昏迷不省人事</u>。

3. 检查

（1）产科检查　了解：①胎膜胎盘是否完整；②子宫收缩情况；③有无软产道损伤等；④观察阴道流血量。

（2）实验室检查

①血常规：了解白细胞、红细胞和血红蛋白的数量，血小板的计数。

②凝血功能检查：了解有无凝血障碍。

（3）其他检查

①B 超：了解子宫大小，宫内有无胎膜胎盘的残留。

②心电图、心脏功能检测：了解心脏功能是否正常。

③肾脏功能检查。

④生命体征监测，包括：BP、P、R、HR 等。

四、鉴别诊断

病名	相同点	不同点			
		病因病机	病势特点	神志	症状
产后血晕	发生时间：新产之际 病机：均可有产后亡血的特点	①产后阴血暴亡，心神失养 ②瘀血停滞，气逆攻心	晕来势急，病情严重	可有神志不清	突然头晕目眩，不能起坐；或晕厥；甚至昏迷不省人事
产后子痫		①阴血不足，肝阳上亢 ②或痰浊上扰	发病急	神志不清	有典型的抽搐症状
产后痉证		①产时创伤，感染邪毒 ②产后亡血伤津，筋脉失养	发病较缓慢	神志清楚	口噤不开，四肢抽搐，项背强直，角弓反张
产后郁冒		产后亡血复汗，感受寒邪	发病较缓慢	神志清楚	头眩目瞀，郁闷不舒，呕不能食，大便反坚，但头汗出

五、急症处理

产后血晕无论虚实都属危急重症，应高度重视，查明原因，积极进行中西医结合抢救。中医治疗原则："急则治其标，缓则治其本。"发生休克时，首先抗休克。

（1）体位 头低脚高位，同时注意保温。

（2）针刺 眉心、人中、涌泉等穴，强刺激以促速醒。

（3）建立静脉通道：丽参注射液、参麦注射液、参附注射液静脉推注或点滴，迅速补充血容量，抗休克。

（4）结合西医有关"产后出血"的原因，即子宫收缩乏力、胎盘因素、软产道损伤、凝血功能障碍，进行中西医结合的抢救。

六、辨证论治

（一）辨证要点

根据眩晕特点及恶露多少等症状辨虚实。

（二）辨证分型

证型	主要症状	舌象	脉象
血虚气脱（产后大出血）	①恶露量多 ②面色苍白，心悸愦闷 ③甚至昏厥，目闭口开，手撒肢冷	舌淡，无苔	脉微欲绝或浮大而虚
瘀阻气闭	①恶露量少或不下 ②面色紫黯，心腹胀痛 ③神昏口噤，两手握拳	唇舌紫黯	涩

（三）分型论治

证型	治法	代表方
血虚气脱	益气固脱	参附汤
瘀阻气闭	行血逐瘀	夺命散

七、预防与调摄

（1）做好孕期保健。

（2）提高助产技术，正确处理分娩三个产程。

（3）注意子宫收缩及阴道出血情况，同时观察血压、脉搏及全身情况。

（4）一旦发生产后出血量多，应迅速查明引起出血的原因，及时纠正失血引起的低血容量，并对因治疗。

巩固与练习

一、单选题

1. 下列不是产后血晕血虚气脱型表现的是（　　　）

A. 恶露量多　　　　B. 面色苍白　　　　C. 目闭口开

D. 不省人事　　　　E. 两手握拳

2. 瘀阻气闭型产后血晕的最佳选方是(　　　)

A. 举元煎　　　　　B. 夺命散　　　　　C. 独参汤

D. 生化汤　　　　　E. 桃红四物汤

3. 产妇分娩后,恶露量少或不下,小腹疼痛拒按,面色紫黯,继则神昏口噤,不省人事,两手握拳。诊断为

A. 产后郁冒　　　　B. 产后痉证　　　　C. 子痫

D. 产后血晕　　　　E. 产后恶露不绝

二、多选题

产后血晕的病因病机包括(　　　)

A. 血虚气脱　　　　B. 瘀阻气闭　　　　C. 气虚失摄

D. 气滞血瘀　　　　E. 产伤

三、填空题

产后血晕血虚气脱型治宜_____ ,方选_____。

四、名词解释

产后血晕

五、问答题

简述产后血晕的辨证施治。

参考答案

一、选择题

1. E　2. B　3. D

二、多选题

AB

三、填空题

益气固脱,参附汤

四、名词解释

产后血晕：产妇分娩后突然头晕眼花，不能起坐，或心胸满闷，恶心呕吐，痰涌气急，心烦不安，甚至神昏口噤，不省人事。

五、问答题

血虚气脱：益气固脱，方用参附汤。瘀阻气闭：行血逐瘀，方用夺命散。

第三节　产后痉证

【考点重点点拨】

产后痉病定义、主要病因病机、辨证论治。

一、概述

（1）定义　产褥期间，突然四肢抽搐，项背强直，甚则口噤不开，角弓反张者，称为"产后痉证"，又称"产后发痉""产后痉风"。

（2）为产后"三病"之一。

二、病因病机

主要病因病机：①亡血伤津，筋脉失养；②感染邪毒，直窜筋脉，筋脉拘急。

$$
\left.\begin{array}{l}
阴血亏虚\left\{\begin{array}{l}素体阴血亏虚\\产后失血伤津\end{array}\right\} \rightarrow \begin{array}{l}血虚津伤\\筋脉失养，拘急抽搐\end{array}\\
感染邪毒\left\{\begin{array}{l}接生不慎\\产创护理不洁\end{array}\right\} \rightarrow \begin{array}{l}邪毒乘虚而入，损及脉络\\直窜筋脉，筋脉拘急\end{array}
\end{array}\right\} \rightarrow 产后发痉
$$

三、诊断要点

1. 病史

①素体阴血亏虚。

②或产时产后出血过多，复多汗出。

③或接生不慎，护理不洁，有开放性损伤感染等病史。

2. 临床表现

产后出现四肢抽搐，项背强直，甚至牙关紧闭，角弓反张。

3. 检查

产科检查：阴道流血量多。

实验室检查：①血常规——了解白、红细胞和血红蛋白的数量，血小板的计数。

②血钙——了解有无缺钙。

③宫腔分泌物细菌培养——了解有无感染。

四、鉴别诊断

病名	相同点	病因病机或病史特点	神志	症状
产后痉证	发生时间：新产之际 症状：都有抽搐	产后亡血复汗，感受寒邪	神志清楚	①苦笑面容；②项背强直；③角弓反张
产后子痫		病机：①阴血不足，肝阳上亢；②痰浊上扰 病史：产前有头晕目眩、头面四肢浮肿、高血压、蛋白尿等病史	神志不清	①抽搐昏迷；②双目上视；③全身强直
癫痫		有癫痫发作史	神志不清	①发出尖叫声；②突然仆倒；③口吐白沫

五、急症处理

1. 控制抽搐

①解痉。

②镇静。

③针刺，如长强、人中、合谷、阳陵泉等。

2. 护理

①单人暗室，空气流通，避免一切外来刺激。

②防止受伤，有假牙者取出假牙，将压舌板或开口器置于上下臼齿之间。

③保证患者呼吸道畅通。

六、辨证论治

（一）辨证要点

辨虚实。

（二）辨证分型

证型	主要症状	舌象	脉象
阴血亏虚	四肢抽搐、牙关紧闭、面色苍白	舌淡，苔少或无苔	细无力
感染邪毒	四肢抽搐、项背强直；牙关紧闭、角弓反张；苦笑面容；发热恶寒	舌正常，苔薄白	浮而弦

（三）治疗

（1）治疗原则　虚者补之，实者泻之；频繁发作者，应急以中西医结合抢救。

①血虚：养血祛风。

②邪毒感染：解毒镇痉。

（2）分型论治

证型	治法	代表方
阴血亏虚	滋阴养血，柔肝息风	三甲复脉汤加天麻、钩藤
邪毒感染	解毒镇痉，理血祛风	玉真散加僵蚕、蜈蚣

七、预防与调摄

（1）提高产科手术质量，减少分娩过程中的出血量。

（2）接生过程中严格无菌操作。

（3）预防破伤风的最佳方法是免疫接种破伤风类毒素。

巩固与练习

一、单选题

1. 下列不是产后痉证阴血亏虚型表现的是（ ）
   A. 四肢抽搐　　　　B. 牙关紧闭　　　　C. 面色苍白
   D. 发热恶寒　　　　E. 脉细无力

2. 邪毒感染型产后痉证的最佳选方是（ ）
   A. 玉真散（《外科正宗》）加白芍、蜈蚣
   B. 五味消毒饮　　　C. 止痉散
   D. 解毒活血汤　　　E. 桃红四物汤

二、多选题

产后痉证的临床表现包括（ ）
   A. 四肢抽搐　　　　B. 牙关紧闭　　　　C. 角弓反张
   D. 项背强直　　　　E. 发热恶寒

三、填空题

三甲复脉汤的药物组成_____。

四、名词解释

产后痉证

五、简答题

产后痉证的急症处理。

参考答案

一、单选题

1. D　2. A

二、多选题

ABCDE

三、填空题

炙甘草、干地黄、生白芍、麦冬、阿胶、麻仁、生牡蛎、生鳖甲、

生龟甲。

四、名词解释

产后痉证：产褥期间，突然四肢抽搐，项背强直，甚则口噤不开，角弓反张者，称为"产后痉证"，又称"产后发痉""产后痉风"。

五、简答题

①亡血伤津，筋脉失养；②感染邪毒，直窜筋脉，筋脉拘急。

第四节　产后发热

【考点重点点拨】

1. 产后发热定义、病因病机、诊断要点、辨证要点、治疗原则与分型论治。

2. 感染邪毒的急症处理。

一、概述

（1）定义　产褥期内，出现发热持续不退，或突然高热寒战，并伴有其他症状者，称为"产后发热"。

（2）产褥感染（产后发热感染邪毒证）是导致孕产妇死亡的四大原因之一，属危急重症。

二、病因病机

主要发病机制：以产后"多虚多瘀"的生理内环境为先决条件。

①产后多虚，正气不足，腠理不密，营卫失调。

②产后多瘀，血室开放，余血未尽，容易因各种原因导致产后发热。

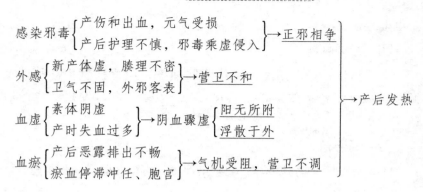

三、诊断要点

1. 病史

①孕晚期不禁房事。

②或有接生时消毒不严、早破水、产程过长、失血过多、手术产、产道损伤、胎盘胎膜残留等病史。

③或素体虚弱，或素有贫血、营养不良以及妊娠高血压综合征等病史。

④或产时、产后不慎感受风寒热暑。

⑤或素性抑郁，或产后情志不畅。

2. 临床表现

（1）时间　为产褥期发热，以新产后多见。

（2）发热特点　持续发热，或突然寒战高热，或发热恶寒，或乍寒乍热，或低热缠绵。产后 24 小时至 10 天内体温超过 38℃，大多数情况下表示产褥感染。

（3）伴随症状　伴有小腹疼痛及恶露异常。

3. 检查

（1）妇科检查

①软产道损伤，局部可见红肿化脓。

②盆腔炎呈炎症改变，恶露臭秽。

（2）辅助检查

①血常规：白细胞总数及中性粒细胞升高。

②宫腔分泌物的培养或血培养：明确病原菌，药敏指导临床用药。

③B超：盆腔液性暗区，提示炎症或脓肿。

④彩色多普勒、CT、核磁共振等项检查，对盆腔炎性包块、盆腔脓肿、盆腔积液、静脉血栓的诊断提供定位和定性。

四、鉴别诊断

病名	相同点	不同点		
		主要症状	伴随症状	检查
产后发热	发生时间：产褥期内　　症状：发热	热型多样，或持续发热，或突然寒战高热，或发热恶寒，或乍寒乍热	伴有小腹疼痛及恶露异常	妇科检查：①软产道损伤，局部可见红肿化脓；②盆腔呈炎症改变，恶露臭秽血分析：白细胞升高
产后小便淋痛		发热恶寒，尿频、尿急、尿痛	尿黄或赤	尿常规化验可见白细胞、红细胞，尿培养见致病菌
乳痈发热		发热伴有乳房局部症状	乳房胀痛，灼热	乳房局部胀硬、红肿、热痛，甚至破溃化脓
蒸乳发热		产后3~4天泌乳期低热，可自然消失，不属病理范畴		

五、急症处理

感染邪毒所致的产后发热，是产科危急重症，治疗不当或延误治疗，病情进一步发展，邪毒内传，热入营血，或热陷心包，甚至发展至热深厥脱的危重病候，应参照"产褥感染"，积极中西医结合救治。

1. 支持疗法

①加强营养。

②纠正水、电解质平衡紊乱。

③病情严重或贫血者，多次少量输血或输血浆。

2. 热入营血

（1）**症状**　高热不退，心烦汗出，斑疹隐隐，舌红绛，苔黄燥，脉弦细数。

（2）治法1：解毒清营，凉血养阴。方药：清营汤加味。

（3）治法2：清热解毒，醒神开窍。方药：清开灵注射液。

3. 热入心包

（1）**症状**　高热不退，神昏谵语，甚至昏迷，面色苍白，四肢厥冷，脉微欲绝。

（2）治法　凉血脱毒，清心开窍。

（3）方药

①清营汤送服安宫牛黄丸或紫雪丹。

②醒脑静注射液。

4. 热深厥脱

病情复杂，势急症重，中西医结合治疗，给予足够的抗生素或皮质激素，纠正电解质紊乱，抗休克，及时处理伤口。若有盆腔脓肿，切开引流。

（1）**症状**　冷汗淋漓，四肢厥冷，脉微欲绝等亡阳证候。

（2）治法　回阳救逆。

（3）方药

①独参汤、生脉散或参附汤。

②参附注射液。

六、辨证论治

（一）辨证要点

辨发热特点，恶露的量、色、质、气味及腹痛的性质，结合兼症、舌脉辨证。

（二）辨证分型

证型	主症 （热型、恶露、腹痛）	兼症	舌象	脉象
感染邪毒	①高热寒战 ②恶露臭秽，或多或少，色黯紫 ③小腹疼痛拒按	烦躁口渴，尿少而赤，大便秘结	舌红苔黄	弦数

续表

	证型	主症 (热型、恶露、腹痛)	兼症	舌象	脉象
外感发热	外感风寒	①发热恶寒 ②身痛流涕	头痛身痛，无汗，鼻塞流涕，咳嗽	舌苔薄白	浮紧
	外感风热		头痛，自汗，口干咽痛	舌尖红，苔白	浮数
	半表半里		往来寒热，口苦咽干，纳呆作呕，胸胁痞满	舌苔白润	弦
	外感暑热		产时正值酷暑，身热多汗，口渴心烦，体倦少气	舌红少津	虚数
血虚发热		①低热不退 ②恶露量少，色淡质稀 ③小腹绵绵作痛，喜按	①自汗 ②头晕眼花 ③心悸失眠	舌淡红	细无力
血瘀发热		①寒热时作 ②恶露不下或量少，色紫暗有血块 ③小腹疼痛拒按	口干不欲饮	舌淡紫或有瘀点	弦数或涩

（三）治疗

（1）治疗原则　调气血、和营卫；感染邪毒证病情危重，变化迅速，应中西医结合治疗。

（2）分型论治

	证型	治法	代表方
感染邪毒证	感染邪毒证	清热解毒，活血化瘀	五味消毒饮合失笑散
	若热盛伤津	清热除烦，益气生津	白虎加人参汤
	若热毒与瘀血互结胞中	清热逐瘀，排脓通腑	大黄牡丹汤
	盆腔血栓性静脉炎（脉痹）	清热解毒，活血化瘀，祛湿通络	抵当汤合四妙勇安汤

续表

	证型	治法	代表方
外感证	外感风寒	养血疏风	荆穗四物汤
	外感风热	辛凉解表，疏风清热	银翘散
	邪在半表半里	和解表里	小柴胡汤
	外感暑热	清暑益气，养阴生津	清暑益气汤
血虚证		补血益气	补中益气汤
血瘀证		活血化瘀	生化汤

七、转归与预后

（1）血虚、血瘀、外感发热者，病情较缓，积极合理有效治疗，一般可获痊愈。

（2）感染邪毒发热是产后发热中的危急重症。

①经及时抢救和合理治疗，预后良好。

②若失治、误治，病情传变，以致邪毒内传，热入营血，逆传心包，甚则热深厥脱，可危及生命，或留下多器官功能损伤；或因血栓静脉炎引起其他并发症，预后不良。

八、预防与调摄

（1）加强孕期保健、营养。

（2）产程中严格无菌操作，避免产道损伤及产后出血，有产伤者及时缝合。剖宫产、产后出血、产后清宫、胎膜早破、人工剥离胎盘者，应预防性使用抗生素，以防患于未然。

（3）产后注意保暖，保持室内空气清新，避免着凉或中暑。

（4）保持外阴清洁，取半卧位，有利于恶露排出或炎性渗出物局限；发热期间多饮水，给予流质或半流质饮食，配合物理降温。

巩固与练习

一、单选题

1. 某女剖宫产后 10 天，腰痛，肢节烦疼，牙龈肿痛，体温 39℃，

汗出，下肢微肿，乳少，纳差。脉浮虚数，苔薄白，舌质淡嫩。可诊断为（　　）

    A. 产后痉证   B. 产后发热   C. 产后腹痛

    D. 蒸乳发热   E. 产后恶露不绝

2. 血虚型产后发热方选（　　）

    A. 八珍汤   B. 补中益气汤   C. 生化汤

    D. 四物汤   E. 人参养荣汤

二、多选题

产后发热的发病机制有（　　）

    A. 感染邪毒   B. 外感   C. 血虚

    D. 血瘀   E. 气虚

三、填空题

生化汤组成：_____。

四、名词解释

产后发热

五、简答题

试述产后发热的急症处理及辨证论治。

参考答案

一、单选题

1. B   2. A

二、多选题

ABCD

三、填空题

全当归、川芎、桃仁、干姜、炙甘草、童便、黄酒

四、名词解释

产褥期内，出现发热持续不退，或突然高热寒战，并伴有其他症状者，称为"产后发热"。

五、简答题

主要发病机制——以产后"多虚多瘀"的生理内环境为先决条件。

①产后多虚，正气不足，腠理不密，营卫失调。

②产后多瘀，血室开放，余血未尽，容易因各种原因导致产后发热。

第五节　产后腹痛

【考点重点点拨】

产后腹痛的定义、病因病机、诊断要点、辨证要点、治疗原则与分型论治。

一、概述

定义：产妇在产褥期内，发生与分娩后或产褥有关的小腹疼痛，称为"产后腹痛"；若由瘀血引起者，称为"儿枕痛"。

二、病因病机

主要病机——气血运行不畅，不荣而痛或不通则痛。

气血两虚 { 产前素体血虚 / 产时去血过多 / 产时失血伤气 } → 气不足以行血 / 血不足以荣络 → 冲任、胞宫失于濡养 不荣则痛

瘀滞子宫 { 产后体虚，运血无力，血行迟滞 / 产后血室正开，起居不慎，风寒入侵，血为寒凝 / 产后伤于情志，气滞血瘀 } → 瘀血阻滞冲任、胞宫 气血运行不畅，不通则痛

} 产后腹痛

三、诊断要点

（1）病史　素体虚弱；产时产后出血过多；或情志不遂，或当风

感寒等病史。

（2）临床表现

①<u>新产后至产褥期内</u>出现<u>小腹部阵发性疼痛</u>。

②或<u>小腹隐隐作痛</u>，<u>多日不解</u>，<u>不伴寒热</u>。

③常伴有<u>恶露量少，色紫黯有块，排出不畅；或恶露量少，色淡红</u>。

（3）检查

①腹部触诊：腹痛时，下腹部可触及子宫呈球状硬块，或腹部柔软，无块。

②辅助检查：B超了解有无宫内胎盘、胎膜残留，合并感染可见粘连带。

四、鉴别诊断

病名	相同点	不同点				
		病史	腹痛特点	其他症状	体格检查	辅助检查
产后腹痛	①发生时间：产后 ②症状：腹痛	产时产后出血过多，或当风感寒等病史	①小腹部阵发性疼痛 ②或小腹隐隐作痛，多日不解	①不伴寒热 ②恶露量少，色紫黯有块，排出不畅；或恶露量少，色淡红	①下腹部可触及子宫呈球状硬块 ②或腹部柔软，无块	B超可示宫内胎盘、胎膜残留，合并感染可见粘连带
产后伤食腹痛		伤食史	疼痛部位多在胃脘部，胃脘满闷	①消化道症状：嗳腐吞酸，呕吐腹泻，大便臭秽，舌苔垢腻等 ②恶露可无改变	腹软，胃脘部可有轻压痛，无反跳痛	大便常规、B超可无异常
产后痢疾		不洁饮食史	①起病急 ②疼痛部位在脐周	①发热 ②里急后重 ③下利脓血	腹软，脐周可有轻压痛，无反跳痛	大便常规见多量红细胞、白细胞
产褥感染腹痛		接生时消毒不严、早破水、产程过长、失血过多、手术产、产道损伤、胎盘胎膜残留等病史	小腹疼痛剧烈，持续不减且拒按	①发热恶寒或高热寒战 ②恶露时多时少，色紫黯如败酱，气臭秽 ③舌红，苔黄腻，脉弦数或洪数	①软产道损伤，局部可见红肿化脓 ②盆腔炎呈炎症改变	①血液分析：白细胞及中性粒细胞异常升高 ②分泌物培养或可查到致病病原菌 ③B超：盆腔液性暗区，提示炎症或脓肿

五、辨证论治

（一）辨证要点

以小腹疼痛的性质，结合恶露的量、色、质、气味等辨<u>虚实</u>。

（二）辨证分型

证型	主要症状	兼症	舌象	脉象
血虚	①小腹隐痛不绝，喜温喜按 ②恶露量少色淡	①头晕目眩 ②心悸失眠 ③大便干燥	舌淡，苔薄白	细无力
血瘀	①小腹胀痛或刺痛、冷痛、绞痛，拒按 ②恶露不畅，色黯红有块	①面色苍白或青白，四肢不温 ②气短懒言 ③或胸胁胀痛，心烦郁闷	舌淡红或黯	沉细、沉紧或弦涩

（三）治疗

（1）治疗原则　<u>补虚化瘀，调畅气血</u>。

（2）分型论治

证型	治法	代表方
血虚证	益气养血，缓急止痛	肠宁汤
血瘀证	活血化瘀，温经止痛	生化汤

六、转归与预后

（1）为产后常见病，经治疗多能痊愈。

（2）若失治或误治，瘀血日久成瘀热，或继而感染邪毒致产后发热；或瘀血不去，新血不守，血不归经致产后恶露不绝。

七、预防与调摄

（1）做好计划生育，避风寒，调情志，保持心情舒畅。

（2）产后要注意观察子宫收缩情况，注意宫底高度及恶露情况。

（3）疑有胎盘、胎衣残留，应及时检查处理。

巩固与练习

一、单选题

1. "儿枕痛"指(　　)

　　A. 妊娠腹痛　　　　　B. 产后腹痛　　　　　C. 产后身痛

　　D. 临产腹痛　　　　　E. 痛经

2. 血虚型产后腹痛的治疗原则(　　)

　　A. 益气养血，缓急止痛　　　　B. 活血化瘀，温经止痛

　　C. 健脾养血，补气止痛　　　　D. 滋阴养血，活血止痛

　　E. 补气温中，益气活血

二、多选题

产后腹痛的病因病机包括(　　)

　　A. 血虚　　　　　　　B. 气滞　　　　　　　C. 血瘀

　　D. 热结　　　　　　　E. 肝肾虚损

三、填空题

1. 产后腹痛的治疗原则：_____。

2. 肠宁汤的药物组成：_____。

四、名词解释

产后腹痛

五、简答题

产后腹痛的临床表现。

参考答案

一、单选题

1. B　2. A

二、多选题

AC

三、填空题

1. 补虚化瘀，调畅气血
2. 当归、熟地、人参、麦冬、阿胶、山药、续断、甘草、肉桂

四、名词解释

产妇在产褥期内，发生与分娩后或产褥有关的小腹疼痛，称为"产后腹痛"；若由瘀血引起者，称为"儿枕痛"。

五、简答题

临床表现——新产后至产褥期内出现小腹部阵发性疼痛；或小腹隐隐作痛，多日不解，不伴寒热，常伴有恶露量少，色紫黯有块，排出不畅；或恶露量少，色淡红。

第六节　产后小便不通

【考点重点点拨】

产后小便不通的定义、病因病机、诊断要点、辨证要点、治疗原则与分型论治。

一、概述

（1）定义　新产后产妇发生排尿困难，小便点滴而下，甚则闭塞不通，小腹胀急疼痛者，称"产后小便不通"，又称"产后癃闭"。

（2）多发生于产后3日内。亦可发生于产褥期中，以初产妇、滞产及手术产后多见。

（3）西医学之产后尿潴留可参照本病论治。

二、病因病机

主要病机：膀胱气化失司。

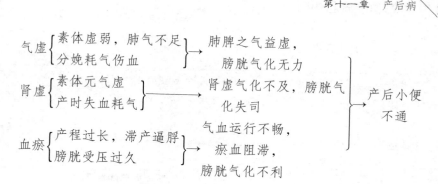

三、诊断要点

（1）病史　<u>产程过长</u>、产时产后<u>失血过多</u>，或<u>难产</u>、<u>手术助产</u>等病史。

（2）临床表现　新产后，<u>排尿困难，点滴而下</u>，<u>小腹胀急疼痛</u>，甚或<u>癃闭不通</u>。

（3）检查

①腹部检查：注意是否有下腹膨隆、膀胱充盈、触痛。

②其他检查：尿常规检查一般正常。

四、鉴别诊断

病名	相同点	不同点		
		症状特点	伴随症状	检查（尿常规）
产后小便不通	①发生时间：新产后 ②症状：都有小便不适	排尿困难，点滴而下，甚或癃闭不通	小腹胀急疼痛	无异常
产后小便淋痛		小便频急，欲出未尽	或见恶寒发热	见红细胞、白细胞

五、辨证论治

（一）辨证要点

重在<u>辨虚实</u>。

（二）辨证分型

证型	主要症状	兼症	舌象	脉象
气虚证	产后小便不利，甚至闭而不通	小腹胀满不适，面白少华，倦怠乏力、气短懒言	舌淡，苔薄白	缓弱
肾虚证	产后小便不通，小腹胀满而急，或小便色白而清，点滴而下	面色晦暗，头晕耳鸣，腰膝酸软	舌淡苔润	沉细无力
血瘀证	产后小便不通或点滴而下	产程不顺，或产时损伤膀胱，尿色略浑浊带血丝，小腹胀急疼痛	舌正常或暗	涩

（三）治疗

（1）治疗原则　<u>补气温阳、化气行水</u>以利膀胱气化。但<u>不可滥用通利之品</u>。

（2）分型论治

证型	治法	代表方
气虚证	补气升清，化气行水	补中益气汤
肾虚证	补肾温阳，化气行水	济生肾气丸
血瘀证	活血化瘀，行气利水	加味四物汤

六、转归与预后

（1）本病及时治疗大多预后良好。

（2）若失治，膀胱过度膨胀可致破裂，或肌肉失去张力而难以恢复，膀胱积尿过久，易感染邪毒影响产褥期恢复。

七、预防与调摄

（1）做好产前检查，消除产妇的紧张心理，正确处理好各个产程，避免难产的发生。

（2）产后注意休息，加强营养，多饮水。产后 4 ~ 6 小时内鼓励产妇解小便，尽早起床活动。

（3）排尿困难，可用温开水冲洗外阴及尿道口，听滴水声，诱导排尿或按摩腹部。

（4）注意产褥期卫生，避免外邪入侵加重病情。

巩固与练习

一、单选题

1. 产后小便不通气虚型选择（　　　）

    A. 补中益气汤　　　　　　　B. 四君子汤

    C. 八珍汤　　　　　　　　　D. 参苓白术散

    E. 归脾汤

2. 患者，女，26岁，产后小便不通或点滴而下。生产时，产程不顺而损伤膀胱，尿色略浑浊带血丝，小腹胀急疼痛。舌色暗，脉涩。诊断为（　　　）

    A. 产后腹痛（血瘀型）　　　B. 产后小便不通（血瘀型）

    C. 产后小便不通（气虚型）　D. 产后腹痛（湿热下注型）

    E. 产后小便不通（肾虚型）

二、多选题

产后小便不通常见分型有（　　　）

    A. 气虚　　　　　　　　　　B. 肾虚

    C. 血瘀　　　　　　　　　　D. 湿热下注

    E. 气滞

三、填空题

肾虚型产后小便不通的治疗原则为＿＿＿＿＿＿＿＿＿＿＿＿。

四、名词解释

产后小便不通

五、简答题

产后小便不通的治疗原则。

参考答案

一、单选题

1. A   2. B

二、多选题

ABC

三、填空题

补肾温阳，化气行水

四、名词解释

新产后产妇发生排尿困难，小便点滴而下，甚则闭塞不通，小腹胀急疼痛者，称"产后小便不通"，又称"产后癃闭"。

五、简答题

治疗原则：补气温阳、化气行水以利膀胱气化。但不可滥用通利之品。

第七节　产后小·便淋痛

【考点重点点拨】

产后小便淋痛的定义、病因病机、诊断要点、辨证要点、治疗原则与分型论治。

一、概述

（1）定义　产后出现尿频、尿急、淋沥涩痛等症状称"产后小便淋痛"。又称"产后淋""产后溺淋"。

（2）西医学之产褥期泌尿系感染与本病可互参。

二、病因病机

主要病机：膀胱气化失司，水道不利。

湿热蕴结 { 产后血室正开 / 胞脉空虚 } → { 摄生不慎，外阴不洁，产时不顺，阴部创伤 } → 热之邪入侵膀胱 → 湿热流注膀胱，气化不利

过食辛辣肥甘厚腻，酿成湿热

肾阴亏虚 { 素体肾虚 / 产时产后失血伤阴 } → 肾阴亏虚，阴虚火旺，热灼膀胱，气化不利

肝经郁热 { 素体肝旺，产后失血伤阴，肝失所养 / 产后情志抑郁，肝郁气滞，郁而化火 } → 气火郁于下焦移热膀胱，气化失司

} 产后小便淋病

三、诊断要点

（1）病史　有产前或产后导尿，或外阴伤口愈合不良，或产后失血过多史。

（2）临床表现　产后出现尿频、尿急、淋沥涩痛为主要症状。

（3）检查

妇科检查：可见外阴伤口愈合不良，尿道口、阴道口充血。

辅助检查：①尿常规检查可见白细胞、红细胞，甚则脓细胞。②尿细菌培养可见致病菌。

四、鉴别诊断

病名	相同点	不同点	
		症状	检查
产后小便淋痛	①发生时间：产后 ②症状：小便异常	①尿频 ②尿急 ③淋沥涩痛	①尿常规检查可见白细胞、红细胞，甚则脓细胞 ②尿细菌培养可见致病菌
产后小便不通		①排尿困难，闭塞不通或点滴而下 ②但无尿痛	尿常规检查无异常
尿血		①小便红赤 ②但无尿痛感	尿常规检查红细胞多，甚至满视野
尿浊		①产后小便浑浊，色白如泔浆 ②但无排尿淋沥涩痛感	尿常规检查可无明显异常，但要注意是否为乳糜尿

五、辨证论治

（一）辨证要点

（1）本病特点　尿频、尿急、淋沥涩痛；实证多；根据全身症状和舌脉情况辨虚实。

（2）病位：膀胱。

（3）病性：热。

（二）辨证分型

证型	主要症状	兼症	舌象	脉象
湿热蕴结	①产后突感小便短涩，淋沥灼痛 ②尿黄赤或浑浊	①口渴不欲饮 ②心烦	舌红，苔黄腻	滑数
肾阴亏虚	①产后小便频数淋沥，尿道灼热疼痛 ②尿少色深黄	①五心烦热 ②腰膝酸软 ③头晕耳鸣	舌红，苔少	细数
肝经郁热	①产后小便艰涩而痛，余沥不尽 ②尿色红赤	①情志抑郁或心烦易怒 ②小腹胀满，甚或两胁胀痛 ③口苦而干 ④大便干结	舌红，苔黄	弦数

（三）治疗

（1）治疗原则　清热通淋。

（2）分型论治

证型	治法	代表方
湿热蕴结证	清热利湿通淋	加味五苓散
肾阴亏虚证	滋肾养阴通淋	化阴煎
肝经郁热证	疏肝清热通淋	沉香散

六、转归与预后

（1）初起证轻者多易治愈。

（2）若热入营血，出现高热等重证者，治疗不及时可日久不愈或反复发作。

七、预防与调摄

（1）注意产褥期卫生，保持外阴清洁，鼓励产妇及时排空膀胱。外阴有伤口不要怕疼痛而憋尿。

（2）积极治疗产后尿潴留，如要导尿，须严格按照无菌操作。

（3）鼓励产妇多饮水，饮食清淡，慎辛辣厚味之品。

（4）注意休息，暂禁房事。

巩固与练习

一、单选题

1. 治疗肝经郁热型产后小便淋痛方选（　　　）

    A. 龙胆泻肝汤   B. 五味消毒饮

    C. 八正散   D. 加味五淋散加益母草

    E. 沉香散

2. 患者，女，26岁，产后小便频数淋沥，尿道灼热疼痛，尿少色深黄，五心烦热，腰膝酸软，头晕耳鸣，舌红，苔少，脉细数。其诊断分型及治疗方剂（　　　）

    A. 肾阴亏虚，化阴煎   B. 湿热下注，五味消毒饮

    C. 心肾不交，阿胶鸡子黄汤   D. 肝经郁热，龙胆泻肝汤

    E. 精血亏损，人参鳖甲煎丸

二、填空题

产后小便淋痛临床分型：＿＿＿＿＿＿＿＿＿＿＿＿。

三、名词解释

产后小便淋痛

四、简答题

产后小便不通与产后小便淋痛的鉴别诊断。

参考答案

一、单选题

1. E　2. A

二、填空题

湿热蕴结证　肾阴亏虚证　肝经郁热证

三、名词解释

产后出现尿频、尿急、淋沥涩痛等症状称"产后小便淋痛"。又称"产后淋""产后溺淋"。

四、简答题

产后小便不通指新产后产妇发生排尿困难，小便点滴而下，甚则闭塞不通，小腹胀急疼痛。而产后小便淋痛是指产后出现尿频、尿急、淋沥涩痛等症状。

第八节　产后身痛

【考点重点点拨】

产后身痛的定义、病因病机、诊断要点、辨证要点、治疗原则与分型论治。

一、概述

（1）定义　产妇在产褥期间，出现肢体关节酸楚疼痛、麻木重着者，称"产后身痛"。

（2）西医学因风湿、类风湿引起的产褥期关节疼痛可参照本病论治。

二、病因病机

主要病机：产后血虚，经脉失养；或产后血虚，风寒湿之邪乘虚而入，稽留关节、经络所致。

$$血虚\begin{cases}产前素体血虚\\产时失血过多\end{cases}\rightarrow 四肢百骸空虚，筋\ 脉关节失于濡养\rightarrow 肢体麻木，\ 甚或疼痛$$

$$风寒\begin{cases}产后百节空虚，卫表不固\\风寒湿邪乘虚而入\end{cases}\rightarrow 风寒湿客于经络、肢\ 节，痹阻作痛$$

$$血瘀\begin{cases}产后多虚多瘀\\余血未净，瘀血滞留经络\end{cases}\rightarrow 气血运行不畅，亦致\ 身痛$$

$$肾虚\begin{cases}女子腰肾，胞脉所系\\素体肾虚，复因产伤动肾气\end{cases}\rightarrow 胞脉失养，则腰膝、\ 足跟疼痛$$

产后身痛

三、诊断要点

（1）病史

①产时或产后出血过多。

②或产褥期受风寒。

③或居处潮湿。

（2）临床表现　产褥期出现：①肢体关节酸楚、疼痛、麻木重着，畏寒恶风；②关节活动不利；③甚至关节肿胀。

（3）检查

①体格检查：可有痛处关节活动受限，或关节肿胀按之疼痛。

②其他检查：红细胞沉降率、抗溶血性链球菌"O"或类风湿因子正常。

四、鉴别诊断

病名	相同点	不同点	
		发病时间	症状特点
产后身痛	①发病时间：产后 ②症状：肢体关节酸楚，麻木重着	在产褥期	兼关节疼痛
痹证		任何时候	
痿证			①肢体痿弱不用，肌肉瘦削 ②肢体关节一般不痛

五、辨证论治

（一）辨证要点

重在辨疼痛的部位和性质，并结合全身症状和舌脉。

（二）辨证分型

证型	主要症状	兼症	舌象	脉象
血虚证	关节酸楚疼痛,肢体麻木	①面色萎黄 ②头晕心悸 ③气短乏力	舌淡苔薄	细弱
风寒证	①肢体关节疼痛,屈伸不利 ②或痛无定处 ③或冷痛剧烈,宛如针刺,得热则舒 ④或关节肿胀、麻木、重着	恶寒怕风	舌质淡苔薄白	濡细
血瘀证	①尤见下肢疼痛、麻木、发硬、重着、肿胀明显 ②痛有定处 ③屈伸不利 ④小腿压痛	①小腹疼痛拒按 ②恶露量少,色紫黯夹血块	舌质黯苔白	弦涩
肾虚证	①腰膝、足跟疼痛 ②艰于俯仰	头晕耳鸣,夜尿多	舌淡黯	沉细弦

（三）治疗

（1）治疗原则　养血益气补肾为主，兼活血通络，祛风止痛。

（2）分型论治

证型	治法	代表方
血虚证	养血益气，温经通络	黄芪桂枝五物汤加秦艽、当归、鸡血藤
风寒证	养血祛风，散寒除湿	独活寄生汤
血瘀证	养血活血，化瘀祛湿	身痛逐瘀汤加毛冬青、忍冬藤、益母草、木瓜
肾虚证	补肾养血，强腰壮骨	养荣壮肾汤加秦艽、熟地

六、转归与预后

（1）若及时治疗，大多可以治愈，预后佳。

（2）若失治、误治，日久不愈，关节肿胀，屈伸不利，甚则僵硬变形，转为"痹证"，不易治愈。

七、预防与调摄

（1）以预防为主，注意产褥期护理，避风冷，注意保暖，避免寒冷潮湿的环境。

（2）饮食要加强营养，增强体质，适当活动，保持心情舒畅。

巩固与练习

一、单选题

1. 某产妇产后关节酸楚疼痛，肢体麻木，面色萎黄，头晕心悸，气短乏力，舌淡苔薄，脉细弱。方选用（   ）

    A. 生化汤加减   B. 养荣壮肾汤加减

    C. 黄芪桂枝五物汤   D. 独活寄生汤

    E. 身痛逐瘀汤

2. 血瘀型产后身痛的主要治法有（   ）

    A. 补血益气，温经通络   B. 活血化瘀，理气止痛

    C. 滋阴养血，活血通络   D. 活血散结，化瘀止痛

    E. 补气活血，化瘀止痛

二、多选题

产后身痛的临床证型包括（   ）

    A. 血虚证   B. 风寒湿证   C. 血瘀证

    D. 肾虚证   E. 气虚证

三、填空题

产后身痛重在辨疼痛的性质。肢体酸痛麻木者多属于_____；疼痛按之加重者多为_____；疼痛游走不定者，为_____；冷痛而热

敷减轻者为 _____；肿痛灼热者为 _____；重而疼痛者为_____。

四、名词解释

产后身痛

参考答案

一、单选题

1. C   2. A

二、多选题

ABCD

三、填空题

虚证，瘀证，风，寒，热，湿

四、名词解释

产妇在产褥期间，出现肢体或关节酸楚、疼痛、麻木、重着者，称"产后身痛"。

第九节　产后恶露不绝

【考点重点点拨】

产后恶露不绝的定义、病因病机、诊断要点、辨证要点、治疗原则与分型论治。

一、概述

（1）定义　产后血性恶露持续 10 天以上，仍淋漓不尽者，称为"产后恶露不绝"，又称"产后恶露不止""恶露不尽"。

（2）常见西医病因

①产后子宫复旧不良。

②或宫腔内残留胎盘、胎膜。

③合并感染。

二、病因病机

主要病机：冲任为病，气血运行失常。

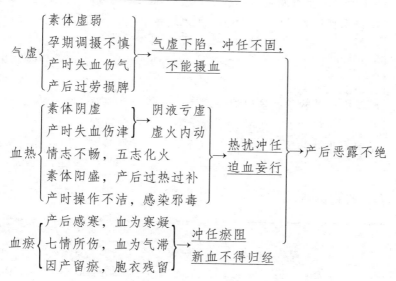

三、诊断要点

（1）病史　产程过长，或胎盘胎膜残留，或子宫复旧不良史。

（2）临床表现

①产后血性恶露日久不尽，超过 10 天以上。

②恶露量或多或少，色淡红、暗红或紫红，或有恶臭气。

③可伴神疲懒言、气短乏力，小腹空坠；或小腹疼痛拒按。

④突出血多可合并贫血，严重者可致昏厥。

（3）检查

妇科检查
- 子宫较同期正常产褥子宫大而软（子宫复旧不良）
- 或有压痛（感染邪毒时）
- 宫口松弛，内有血块或组织（胎盘胎膜残留）
- 注意检查软产道有无损伤

实验室检查
- ①血常规：了解白、红细胞和血红蛋白的数量，血小板的计数
- ②凝血功能检测：了解有无凝血功能障碍
- ③血 HCG、尿 HCG、血人胎盘生乳素（HPL）检测：有助于诊断胎盘残留、胎盘部位滋养细胞肿瘤
- ④细菌培养：感染邪毒时明确病原体，加药敏指导临床用药

B 超检查了解子宫复旧情况，宫腔内是否有残留组织，有无子宫黏膜下肌瘤，了解子宫切口愈合情况

子宫刮出物病理检查：确诊有无胎盘、胎膜残留、胎盘部位滋养细胞肿瘤

四、鉴别诊断

病名	相同点	不同点		
		症状	体格检查	辅助检查
产后恶露不绝	阴道出血淋漓不尽	无特殊	①子宫大而软，或有压痛 ②宫口松弛，或见组织物堵塞于宫口 ③或有软产道损伤	①血分析：不同程度的贫血，或白细胞升高 ②宫腔分泌物培养或可查到病原菌 ③B 超：子宫增大或有组织物残留
子宫黏膜下肌瘤		无特殊	有时可见宫颈口外有瘤体脱出	①B 超示子宫黏膜下肌瘤，宫内无组织物残留 ②尿妊娠试验阴性
绒毛膜癌		有时见转移病灶：咯血，阴道紫蓝色结节	子宫增大而软	①β–HCG 异常升高 ②B 超示宫内无组织物残留；子宫增大，或子宫壁肿瘤或卵巢囊肿 ③诊断性刮宫的组织物病理检查示坏死组织间夹有增生活跃且异型性滋养细胞

五、辨证论治

(一)辨证要点

从恶露的量、色、质、气味辨其<u>寒</u>、<u>热</u>、<u>虚</u>、<u>实</u>。

(二)辨证分型

证型		主要症状	兼症	舌象	脉象
气虚	恶露过期不尽	恶露量多、色淡红、质清稀、无臭气	小腹空坠,神疲倦怠,气短懒言,面色㿠白	舌淡苔白	缓弱
血热		恶露量多、色紫红、质黏稠,有臭秽气	面色潮红,口燥咽干	舌红	细数
血瘀		恶露量时多时少,色紫暗,时有血块	腹痛拒按,块下痛减	舌紫暗,边尖有瘀斑瘀点	沉弦涩

(三)治疗

(1)治疗原则　<u>虚者补之</u>,<u>热者清之</u>,<u>瘀者攻之</u>。
(2)分型论治

证型	治法	代表方
气虚证	补气摄血固冲	补中益气汤加艾叶、阿胶、益母草
血热证	养阴清热止血	保阴煎加益母草、七叶一枝花、贯众
血瘀证	活血化瘀止血	生化汤加益母草、炒蒲黄

六、转归与预后

(1)产后恶露不绝虽出血量少,但淋漓不尽,若治疗及时,预后多良好。

(2)若迁延日久,或突然大量出血,可变生他症。

(3)恶露淋漓日久不愈者,应注意滋养细胞肿瘤的可能,需进一步检查,以明确诊断。

七、预防与调摄

（1）要提倡新法接生，严格无菌操作。

（2）第三产程时检查胎盘胎膜是否完整，若发现不全，应立即清理宫腔。

（3）产褥期内保持外阴清洁，勤换月经垫，禁止盆浴，禁止性生活。

（4）产后要加强护理，避风寒，注意保暖。调节情志，加强营养，不食辛辣、寒凉食物。

巩固与练习

一、单选题

1. 产后恶露持续多少天以上，仍淋漓不断者，称为产后恶露不绝（　　）

A. 10 天　　　　　　B. 2 周　　　　　　C. 21 天

D. 1 月左右　　　　E. 15 天

2. 产后恶露过期不止，恶露量多、色淡红、质清稀、无臭气小腹空坠，神疲倦怠，气短懒言，面色㿠白。舌淡苔白，脉缓弱。方选（　　）

A. 补中益气汤加艾叶、阿胶、益母草

B. 保阴煎加益母草、七叶一枝花、贯众

C. 生化汤加益母草、炒蒲黄

D. 参苓白术散加炮姜

E. 归脾汤

二、多选题

产后恶露不绝的临床分型有（　　　）

A. 气虚证　　　　　　B. 血热证　　　　　　C. 血瘀证

D. 肾虚证　　　　　　E. 湿热下注证

三、填空题

1. 补中益气汤的药物组成：＿＿＿＿＿＿＿＿＿＿＿。

2. 产后恶露不绝血热型方选：_____。

四、名词解释

产后恶露不绝

五、案例分析

某女，28 岁，已婚。

主诉：产后恶露量多 25 日未净。

现病史：现恶露量多，色深红，质黏稠，气臭秽，伴口燥咽干，大便干燥，小便短赤。舌红苔少，脉细数无力。平素嗜食辛辣。

要求：诊断、病机要点、治法、方药。

参考答案

一、单选题

1. A　2. A

二、多选题

ABC

三、填空题

1. 黄芪、人参、白术、炙甘草、当归、陈皮、升麻、柴胡、生姜、大枣。

2. 保阴煎加益母草、七叶一枝花、贯众。

四、名词解释

产后恶露持续 10 天以上，仍淋漓不断者，称为"产后恶露不绝"，又称"产后恶露不止""恶露不尽"。

五、案例分析

诊断：产后恶露不绝（血热型）。

病机要点：患者平素嗜食辛辣之品使体内蕴热。热扰冲任，迫血妄行，故恶露良多，过期不止。

治法：养阴清热止血。

方药：保阴煎加益母草、七叶一枝花、贯众。

第十节　产后汗证

【考点重点点拨】

产后汗证的定义、病因病机、诊断要点、辨证要点、治疗原则与分型论治。

一、概述

产后汗证包括产后自汗和产后盗汗两种。

（1）定义　产妇于产后出现涔涔汗出，持续不止者，称为"产后自汗"；若寐中汗出湿衣，醒来即止者，称为"产后盗汗"。两者均是在产褥期内汗出过多，日久不止为特点，统称为产后汗证。

（2）褥汗　有些产妇在新产后汗出较多，尤以进食、活动后或睡眠时为著，此为"褥汗"。

因产后气血骤虚、腠理不密所致，数天后营卫调和则自然缓解，不作病论。

二、病因病机

主要病机：产后耗气伤血，气虚阳气不固阴液外泄，阴虚内热则迫津外出。

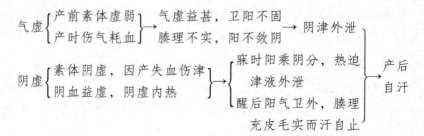

三、诊断要点

（1）发生在产褥期。

（2）白昼汗多，动则益甚为自汗。

（3）寐中汗出，醒后即止为盗汗。

（4）汗出过多，持续时间长为特点。

四、鉴别诊断

病名	相同点	不同点
产后汗证	①发生时间：产后 ②症状：出汗	①出汗量多 ②持续时间长 ③有盗汗、自汗之分：醒来即止为盗汗，白昼汗出，动则益甚为自汗
产后发热之出汗		①产后发热为主 ②伴见汗出

五、辨证论治

（一）辨证要点

本病特点：产后出汗过多、持续时间长。

（二）辨证分型

证型	主要症状	兼症	舌象	脉象
气虚证	①产后汗出不能自止 ②动则加剧	①时有恶风身冷 ②气短懒言 ③面色㿠白 ④倦怠乏力	舌质淡，苔薄白	细弱
阴虚证	①产后寐则汗出，甚则湿透衣衫 ②醒后即止	①面色潮红 ②头晕耳鸣 ③或五心烦热 ④腰膝酸软	舌质红，苔少	细数

（三）治疗

（1）治疗原则　气虚治宜益气固表，和营止汗；阴虚治宜益气养

阴，生津敛汗

（2）分型论治

证型	治法	代表方
气虚证	益气固表，和营止汗	黄芪汤
阴虚证	益气生津，滋阴敛汗	生脉散加煅牡蛎、浮小麦、山萸肉、糯稻根

六、转归与预后

（1）及时治疗，预后良好。

（2）若日久不瘥，须防气随津脱，变生他疾。

七、预防及调护

（1）防感冒。

（2）汗出之后，宜及时擦干，更换内衣。

（3）喝糖盐开水，卧床休息，避免过冷过热的刺激。

（4）饮食忌椒、姜、葱、蒜等辛辣发散之品。

巩固与练习

一、单选题

1. 气虚型产后自汗的最佳选方为（　　　）

　　A. 黄芪汤　　　　　　B. 生脉散　　　　　C. 玉屏风散

　　D. 补中益气汤　　　　E. 独参汤

2. 阴虚型产后盗汗的最佳选方为（　　　）

　　A. 黄芪汤

　　B. 生脉散加煅牡蛎、浮小麦、山萸肉、糯稻根

　　C. 牡蛎散

　　D. 六味地黄丸

　　E. 玉屏风散

二、填空题

产后汗证的治疗原则：＿＿＿＿＿＿＿＿＿＿。

三、判断题

产后自汗、盗汗为正常现象。

四、简答题

产后自汗与产后盗汗的异同点。

参考答案

一、单选题

1. A　2. B

二、填空题

气虚治宜益气固表，和营止汗；阴虚治宜益气养阴，生津敛汗

三、判断题

错

四、简答题

产妇于产后出现涔涔汗出，持续不止者，称为"产后自汗"；若寐中汗出湿衣，醒来即止者，称为"产后盗汗"。两者均是在产褥期内汗出过多、日久不止为特点，统称为产后汗证。

第十一节　缺　乳

【考点重点点拨】

缺乳的定义、病因病机、诊断要点、辨证要点、治疗原则与分型论治。

一、概述

（1）定义　产后哺乳期内，产妇乳汁甚少或全无者，称为"缺乳"。又称"产后乳汁不行"。

（2）西医学之产后泌乳过少等病可参照本病论治。

二、病因病机

主要病机：<u>乳汁生化不足或乳络不畅</u>。

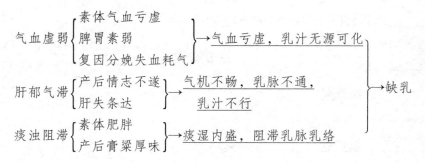

三、诊断要点

（1）病史
①<u>产时、产后出血过多</u>。
②<u>或产后情志不畅</u>。
③<u>或乳腺发育不良，乳头内陷</u>。
（2）临床表现　产后哺乳期内，产妇<u>乳汁甚少，不足以喂养婴儿，或全无</u>。
（3）检查　乳房检查：检查乳房大小，<u>有无红肿、结块、压痛，有无乳头凹陷</u>。

四、鉴别诊断

病名	相同点	不同点
缺乳	①发生时间：产后哺乳期 ②症状：<u>产妇乳汁甚少或全无</u>	①乳房柔软无胀感或胀硬而痛 ②无红肿热
乳痈缺乳		①初起有乳房局部红肿热痛，恶寒发热 ②继之化脓成痈

五、辨证论治

（一）辨证要点

根据乳汁、乳房、情绪、舌脉来辨其<u>虚实</u>。

（二）辨证分型

证型		主要症状	兼症	舌象	脉象
气血虚弱证	产后乳汁少或全无	①乳汁清稀 ②乳房柔软无胀感	①面色无华 ②神疲乏力	舌淡苔白	细弱
肝郁气滞证		①乳汁稠 ②乳房胀硬而痛	①精神抑郁 ②胸胁胀痛 ③食欲减退	舌正常，苔薄黄	弦或弦滑
痰浊阻滞证		①乳汁不稠 ②乳房硕大或下垂不胀满	①形体肥胖 ②胸闷痰多 ③纳少便溏 ④或食多乳少	舌淡胖，苔腻	沉细

（三）治疗

（1）治疗原则　<u>调理气血，通络下乳</u>。
（2）分型论治

证型	治法	代表方
气血虚弱证	补气养血，佐以通乳	通乳丹
肝郁气滞证	疏肝解郁，通络下乳	下乳涌泉散
痰浊阻滞证	健脾化痰通乳	苍附导痰丸合漏芦散

六、转归与预后

（1）本病经及时治疗，调理脾胃气血，则乳汁可下。
（2）但先天乳腺发育不良者，效果较差。
（3）若为乳汁壅滞，乳汁排出不畅，治疗不及时，可转化为乳痈。

七、预防与调摄

（1）注重孕期的乳房护理，有乳头凹陷，应经常把乳头往外拉，用肥皂擦洗乳头，防止乳头皲裂，以免哺乳困难。

（2）纠正孕期贫血，防止产后大出血。

（3）注意休息，调节情志。

（4）加强产后营养。

（5）按需哺乳。

巩固与练习

一、单选题

1. 产后乳少，乳汁清稀，乳房柔软，无胀满感者，最佳选方为（　　）

    A. 下乳涌泉散　　　　B. 八珍汤　　　　　　C. 补中益气汤

    D. 通乳丹　　　　　　E. 救母丹

2. 关于缺乳的诊断，不妥的是（　　）

    A. 素体气血虚弱，产时失血过多　B. 素性抑郁，产后情志不遂

    C. 乳汁全无　　　　　　　　　　D. 乳汁少

    E. 乳腺发育正常，乳房红肿热痛

3. 肝郁气滞型产后缺乳的治疗原则和选方（　　）

    A. 疏肝解郁，通络下乳　　下乳涌泉散

    B. 疏肝解郁，通络下乳　　逍遥丸

    C. 疏肝理气，补血生乳　　八珍汤加柴胡、香附

    D. 健脾平肝，理气下乳　　逍遥丸

    E. 健脾祛痰，活血通乳　　苍附导痰丸

二、多选题

产后缺乳的主要发病机制为（　　）

    A. 气虚不运　　　　　B. 血虚不运　　　　　C. 气血虚弱

    D. 肝郁气滞　　　　　E. 痰浊阻滞

三、填空题

1. 苍附导痰丸的药物组成：_____。

2. 缺乳的辨证，一般乳汁清稀，乳房柔软无胀感为_____；乳汁稠，乳房胀硬而痛者为_____；乳汁不稠，乳房硕大或下垂不胀满者为_____。

四、判断题

缺乳是由于生化不足或乳络不畅所致。

五、名词解释

产后缺乳

六、简答题

气血虚弱导致产后缺乳的病机是什么？

参考答案

一、单选题

1. D　2. E　3. A

二、多选题

CDE

三、填空题

1. 苍术、香附、陈皮、南星、枳壳、半夏、川芎、滑石、白茯、神曲。

2. 气血虚弱，肝郁气滞，痰浊阻滞

四、判断题

对

五、名词解释

产后哺乳期内，产妇乳汁甚少或全无者，称为"缺乳"。又称"产后乳汁不行"。

六、简答题

乳汁为血化生，赖气运行。气血来源于水谷精微，若脾胃素弱，生化之源不足，复因分娩失血较多，以致气血亏虚，不能化生乳汁，因而乳汁甚少或全无。

第十二节　产后乳汁自出

【考点重点点拨】

产后乳汁自出的定义、病因病机、诊断要点、辨证要点、治疗原则与分型论治。

一、概述

（1）定义　产妇在哺乳期中，乳汁不经婴儿吮吸而不断自然流出者，称为"产后乳汁自出"，又称"漏乳"。

（2）生理现象　产妇身体壮实，气血充盛，乳房胀满而溢；或已到哺乳时间，未行哺乳而乳汁自出者。

（3）西医学之产后溢乳可参照本病论治。

二、病因病机

主要病机：虚者胃气不固，摄纳失常；实者肝郁化热，迫乳外溢。

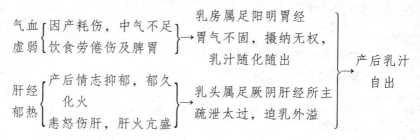

三、诊断要点

（1）病史　素体虚弱；或贫血或其他慢性病史；或产后抑郁。

（2）临床表现　产妇在哺乳期中，乳汁未经婴儿吮吸而自动溢出，乳汁清稀或黏稠。

（3）检查　乳房检查：双侧或一侧乳头溢乳，点滴而下。乳头未见皲裂，乳房无红肿、包块。

四、鉴别诊断

病名	相同点	不同点
产后乳汁自出	溢乳	哺乳期
乳泣		妊娠期
闭经溢乳综合征		①产后非哺乳期 ②常伴闭经 ③血清 PRL 升高 ④或 CT 示垂体微腺瘤

五、辨证论治

（一）辨证要点

根据乳汁和乳房情况辨虚实。

（二）辨证分型

证型	主要症状	兼症	舌象	脉象
气血虚弱证	①产后乳汁不经婴儿吸吮而自然溢出；②量少质稀；③乳房柔软而无胀感	①面色无华；②神疲乏力；③饮食减少	舌淡苔薄白	细弱
肝经郁热证	①产后乳汁不经婴儿吸吮而自然溢出；②量较多质浓稠；③乳房胀痛	①情志抑郁或烦躁易怒；②口苦咽干；③便秘尿黄	舌质红，苔薄黄	弦数

（三）治疗

（1）治疗原则　虚者补气摄乳，实者清热敛乳。

（2）分型论治

证型	治法	代表方
气血虚弱证	补气养血，佐以固摄	补中益气汤
肝经郁热证	疏肝解郁，清热敛乳	丹栀逍遥散去生姜

六、转归与预后

（1）本病一般预后良好。

（2）若溢出血性液，应进一步检查以排除乳房肿瘤。

七、预防与调摄

（1）加强营养，注意锻炼。

（2）调畅情志。

附：断乳

产后不欲哺乳，或因乳母有疾不适宜哺乳，或已到断乳之时，可予断乳。可选择以下方法。

①麦芽煎：炒麦芽200g、蝉蜕5g，煎汤顿服。

②免怀散（《济阴纲目》）：红花、赤芍、当归尾、川牛膝，水煎服，连服7剂。

③朴硝外敷：朴硝250g装于布袋，排空乳汁后，敷于乳部，湿后更换。

断乳时不能挤乳或用吸乳器吸乳，以免刺激泌乳。另外，断乳时要注意预防乳痈的发生。

巩固与练习

一、单选题

1. 产后乳汁不经婴儿吸吮而自然溢出，量较多质浓稠，乳房胀痛，情志抑郁或烦躁易怒，口苦咽干，便秘尿黄，舌质红，苔薄黄，脉弦数。其治法为（　　　）

A. 疏肝解郁，清热敛乳

B. 疏肝解郁，补气敛乳

    C. 疏肝理气，清热敛乳

    D. 宽胸理气，清热活络

    E. 疏肝理气，清热敛乳

2. 气血虚弱型产后乳汁自出的最佳选方为(　　　)

    A. 补中益气汤　　　　　　　B. 八珍汤

    C. 通乳丹　　　　　　　　　D. 逍遥丸

    E. 人参养荣丸

二、多选题

产后乳汁自出的临床分型(　　　)

    A. 气血虚弱证　　　　　　　B. 肝经郁热证

    C. 气虚血瘀证　　　　　　　D. 肾虚不固证

    E. 冲任不固证

三、填空题

产后乳汁自出的治疗原则：＿＿＿＿＿＿＿。

四、名词解释

漏乳

五、简答题

1. 如何回乳？

2. 产后乳汁自出的病因病机是什么？

参考答案

一、单选题

1. A　2. A

二、多选题

AB

三、填空题

虚者补气摄乳，实者清热敛乳。

四、名词解释

产妇在哺乳期中，乳汁不经婴儿吮吸而不断自然流出者，称为"产后乳汁自出"，又称"漏乳"。

五、简答题

1. 产后不欲哺乳，或因乳母有疾不适宜授乳，或已到断乳之时，可予断乳。断乳的方法有以下几种。

①麦芽煎：炒麦芽200g、蝉蜕5g，煎汤顿服。

②免怀散（《济阴纲目》）：红花、赤芍、当归尾、川牛膝，水煎服，连服3剂。

③朴硝外敷：朴硝250g装于布袋，排空乳汁后，敷于乳部，湿后更换。

2. 产后乳汁自出的主要病机为：虚者胃气不固，摄纳失常；实者肝郁化热，迫乳外溢。

第十三节　产后抑郁

【考点重点点拨】

产后抑郁的定义、病因病机、诊断要点、辨证要点、治疗原则与分型论治。

一、概述

（1）定义　产妇在分娩后出现情绪低落、精神抑郁为主要症状的病证，称为"产后抑郁"。

（2）发生时间　多在产后1周开始出现症状，产后4~6周时症状明显，平均持续6~8周，甚则长达数年。

（3）危害　若不及时诊治，产妇甚可伤害婴儿或自杀。

（4）西医学之"产褥期抑郁症"可参照本病治疗。

二、病因病机

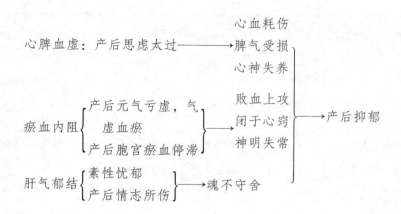

三、诊断要点

1. 病史

①素性抑郁。

②产时、产后失血过多。

③产后忧愁思虑，过度劳倦。

④精神病史。

⑤难产史。

2. 临床表现

主要表现为抑郁，多在产后1周开始出现症状，产后4～6周时症状明显。症状主要有：①产后情绪不稳，精神抑郁；②失眠多梦；③或悲伤欲哭，悲观厌世；④或焦虑多疑，急躁易怒；⑤严重者甚至伤害婴儿或自杀。多在产后2周内出现症状，逐渐加重。

3. 检查

体格检查和妇科检查一般无异常。

四、鉴别诊断

病名	相同点	不同点	
		发生时间	症状
产后抑郁	①发病时间：产后 ②症状：情绪异常	①多在产后2周内出现症状，产后4~6周时症状明显 ②平均持续6~8周 ③甚则长达数年	①产后情绪不稳，精神抑郁 ②失眠多梦 ③或悲伤欲哭，悲观厌世 ④或焦虑多疑，急躁易怒 ⑤严重者甚至伤害婴儿或自杀
产后抑郁综合征		①以产后3日内发病居多 ②病情轻、病程短 ③需心理开导，无需药物治疗	①不明原因的阵发性哭泣及忧郁状态 ②不伴感觉障碍
产后抑郁性精神病		精神病学范畴，是产后抑郁的发展变化	有精神分裂症状，如迫害妄想，幻听，躁狂、抑郁等

五、辨证论治

（一）辨证要点

辨<u>虚实</u>及<u>在气在血</u>。

（二）辨证分型

证型	主要症状	兼症	舌象	脉象
心脾血虚证	①产后焦虑，忧郁，心神不宁，常悲伤欲哭，情绪低落 ②失眠多梦 ③健忘 ④精神萎靡	神疲乏力，面色萎黄，纳少便溏，脘闷腹胀，恶露色淡质稀	舌质淡，苔薄白	细弱
瘀血阻络证	①产后郁郁寡欢，默默不语 ②失眠多梦 ③神志恍惚	恶露淋漓日久，色紫黯有块，面色晦黯	舌黯有瘀斑，苔白	弦或涩
肝气郁结证	①产后心情抑郁，心神不安，或烦躁易怒 ②夜不入寐，或噩梦纷纭，惊恐易醒	恶露量或多或少，色紫黯有块，胸闷纳呆，善太息	苔薄	弦

（三）治疗

（1）治疗原则 <u>调和气血，安神定志</u>。

（2）分型论治

证型	治法	代表方
心脾血虚证	健脾益气，养心安神	归脾汤
瘀血内阻证	活血逐瘀，镇静安神	调经散
肝气郁结	疏肝解郁，镇静安神	逍遥散

六、转归与预后

（1）初起，积极治疗，一般预后良好。

（2）但再次妊娠有 20% 复发率，对子代认知能力可能有一定影响。

（3）治不及时可出现自杀、伤婴的严重后果。

七、预防与调摄

（1）重视围产期及产褥期的心理保健和心理护理。

（2）对于具有发生抑郁症高危因素的产妇给予足够的重视。

（3）产后保证充足的睡眠，休息，避免过劳和过重的心理负担，教会患者处理情绪问题的技巧。

（4）了解患者的心理状态和个性特征，做好思想工作。

（5）接受药物治疗的产妇应停止母乳哺养。

巩固与练习

一、单选题

1. 产后抑郁多在（ ）开始出现症状，产后 4～6 周时症状明显，平均持续 6～8 周，甚则长达数年。

    A. 产前　　　　　　B. 生产完当天　　　　C. 1 周左右

    D. 2 周左右　　　　E. 10 天左右

2. 产后抑郁瘀血内阻证的最佳选方是（ ）

A. 调经散　　　　　B. 少腹逐瘀汤　　　　C. 桂枝茯苓丸

D. 桃红四物汤　　　E. 通窍活血汤

二、多选题

产后抑郁的临床分型有(　　　)

A. 心脾血虚证　　　B. 瘀血内阻证　　　　C. 肝气郁结证

D. 阴虚内热证　　　E. 脾肾阳虚证

三、填空题

1. 产后抑郁的辨证要点应首先辨＿＿＿＿再辨其在＿＿＿＿或＿＿＿＿。

2. 产后抑郁的治疗原则：＿＿＿＿＿＿＿＿。

四、名词解释

产后抑郁

五、简答题

简述产后抑郁的临床分型、治则、方药。

参考答案

一、单选题

1. C　　2. A

二、多选题

ABC

三、填空题

1. 虚实，气，血

2. 调和气血，安神定志

四、名词解释

产妇在分娩后出现情绪低落、精神抑郁为主要症状的病证，称为"产后抑郁"。

五、简答题

①心脾血虚证：健脾益气、养心安神，归脾丸。②瘀血内阻证：活血

逐瘀、镇静安神，调经散。③肝气郁结证：疏肝解郁、镇静安神，逍遥散。

第十四节 产后血劳

【考点重点点拨】

产后血劳的定义、病因病机、诊断要点、辨证要点、治疗原则与分型论治。

一、概述

（1）定义 因产时或产后<u>阴血暴亡</u>，导致日后<u>月经停闭</u>、<u>性欲丧失</u>，<u>生殖器官萎缩</u>，伴表情淡漠、容颜憔悴、毛发枯黄脱落、形寒怕冷、虚乏劳倦等一系列虚赢证候者，称"产后血劳"。

（2）西医学的希恩综合征可与本病互参。

二、病因病机

<u>主要病机</u>：产后阴血暴脱，脑髓失养，脏器虚损成劳。

精血亏损 $\begin{cases} 产时气血暴脱——夺血伤精 \\ 素体肝肾不足——精血亏虚 \end{cases}$

脾肾亏损 $\begin{cases} 饮食不节，忧思伤脾 \\ 产时失血耗气，产后失于调养 \\ 素禀脾虚不足 \\ 素有宿疾，日久及肾 \end{cases}$ → 脏腑失养，脑髓失充 → 产后血劳

三、诊断要点

（1）病史 产时或产后<u>大出血史</u>；或素体气血不足。

（2）临床表现 表情淡漠，容颜憔悴，毛发枯黄脱落，肌肤不荣，四肢不举，头晕目眩，腰膝酸软、形寒怕冷，渐至月经停闭、性欲丧失、生殖器官萎缩。

（3）检查

①全身检查：可见毛发枯黄脱落、容颜憔悴、形体羸瘦等。

②妇科检查：阴毛稀疏枯黄或全脱落。阴道干涩、黏膜苍白，子宫体萎缩。

③辅助检查：血常规检查，红细胞、血红蛋白降低。

诊断时<u>必具产时或产后大出血的病史</u>，其余不必诸症悉俱，但见部分主要症状，结合检查，即可诊断。

四、鉴别诊断

病名	相同点	不同点
产后血劳	闭经、性功能减退	①有产时、产后失血过多史，与分娩有明显关联 ②症见毛发枯黄脱落、容颜憔悴、形体羸瘦等 ③妇科检查示阴毛稀疏枯黄或全脱落。阴道干涩、黏膜苍白，子宫体萎缩
其他原因引起的闭经、性功能减退		多无产时、产后失血过多史，与分娩无明显关联

五、辨证论治

（一）辨证分型

证型	主要症状	兼症	舌象	脉象
精血亏损	①产后月经闭止 ②毛发脱落，枯槁无华 ③腰膝酸软 ④性欲丧失 ⑤甚或生殖脏器萎缩，阴道干涩	头晕目眩	舌淡白少苔	沉细略数
脾肾虚损		①形寒怕冷，四肢不温，易感风寒 ②纳呆食少，腹泻便溏	舌淡苔白	沉细无力

（二）治疗

（1）治疗原则　<u>滋阴养血，填精益髓，充养天癸。</u>

（2）分型论治

证型	治法	代表方
精血亏损	滋阴养血，填精益髓	人参鳖甲汤
脾肾虚损	峻补脾肾，益气养血	黄芪散

六、转归与预后

若能注意产后调养，可望渐趋好转；反之，则日久不瘥，终成痼疾。

七、预防与调摄

（1）加强早期妊娠检查

①凡有血液病不宜妊娠者，应劝告避孕或终止妊娠。

②合并肝炎等病者，应积极治疗并发症。

③注意分娩过程中减少子宫出血。

④及时纠正不利胎儿生长及分娩的不良因素。

⑤加强孕期营养及调护，提倡住院生产。

（2）注意产前检查，加强接产技术，分娩过程中尽量减少或避免引起出血过多的因素。

（3）失血过多者应及早补充血容量。

（4）产后注意适当休息，定期产后检查，了解产妇健康、哺乳情况。

巩固与练习

一、单选题

1. 诊断产后血劳时一定要有的依据是（　　　）

　　A. 产时或产后大出血史　　　　B. 产后月经闭止

　　C. 毛发脱落　　　　　　　　　D. 性欲减退

　　E. 阴道干涩

2. 产后血劳脾肾虚损证的最佳选方是（　　　）

　　A. 黄芪散　　　　　B. 六味地黄丸　　　　C. 寿胎丸

   D. 归脾丸   E. 人参养荣丸

二、多选题

产后血劳的临床分型（　　）

   A. 精血亏损   B. 脾肾虚损   C. 气血亏虚
   D. 脾肾阳虚   E. 肾虚血瘀

三、填空题

产后血劳的治疗原则：_____。

四、简答题

试述产后血劳的辨证论治。

参考答案

一、单选题

1. A   2. A

二、多选题

AB

三、填空题

滋阴养血，填精益髓，充养天癸

四、简答题

①精血亏损证：滋阴养血、填精益髓，人参鳖甲汤。②脾肾虚损证：峻补脾肾、益气养血，黄芪散。

第十五节　产后大便难

【考点重点点拨】

1. 定义
2. 病因病机
3. 诊断要点
4. 辨证要点
5. 治疗原则与分型论治

一、概述

1. 定义　产后饮食正常而<u>大便秘结艰涩，数日不解，或排便时干结疼痛，难以排出者</u>，称"产后大便难"。又称"产后便秘""产后大便不通""产后大便秘涩"。

2. 属产后"三病"之一。

二、病因病机

主要病机——<u>血虚津亏，肠燥失润，或气虚失运，大肠传导无力。</u>

$$
\begin{aligned}
&血虚\left\{\begin{array}{l}素体阴血亏虚\\产时失血出汗伤津\end{array}\right\}肠道失于濡润，无水行舟 \\[2mm]
&阴虚火旺\left\{\begin{array}{l}素体阴虚，\\因产失血伤津\end{array}\right\}阴虚无以制火\left\{\begin{array}{l}津液更亏\\火伤阴津\end{array}\right\}大便结于肠腑\left.\begin{array}{l}\\ \end{array}\right\}\begin{array}{l}产后\\大便难\end{array} \\[2mm]
&气虚\left\{\begin{array}{l}素体气虚\\分娩失血伤气\end{array}\right\}\longrightarrow大肠传导无力，大便无以运行
\end{aligned}
$$

三、诊断要点

产后饮食如故，大便秘结不行，或排便艰涩困难，下腹胀满不适，妇科及辅助检查无明显异常。

四、辨证论治

（一）辨证要点

证型	主要症状	兼症	舌象	脉象
血虚津亏证	产后大便秘结，艰涩难解，腹无疼痛，饮食正常	心悸失眠，面色不华	舌淡	细涩
阴虚火旺证	大便干结，数日不解	颧红咽干，五心烦热	舌红，少苔或苔薄黄	细数
气虚失运证	产后大便数日不解	汗出乏力，气短懒言	舌淡，苔薄白	虚缓

（二）治疗

治疗原则：<u>养血润肠</u>。<u>不可妄用苦寒通下</u>。

分型论治

证型	治法	代表方
血虚津亏证	养血滋阴，润肠通便	四物汤加麻仁、生首乌、肉苁蓉
阴虚火旺证	滋阴清热，润肠通便	两地汤（方见月经不调）加火麻仁、柏子仁
气虚失运证	益气养血，润肠通便	圣愈汤加火麻仁、生首乌

五、转归与预后

本病及时辨证治疗，预后较好。

六、预防与调摄

（1）产后应尽早下床活动，以促进肠蠕动。

（2）养成定时排便的习惯，没有便意亦应按时如厕。

（3）养成良好的饮食习惯，不吃辛辣炙煿之品，注意补充水分和多食粗纤维食物，以及蔬菜水果之类。

巩固与练习

一、单选题

1. 患者，26 岁，产后大便秘结，艰涩难解，腹无疼痛，饮食正常，心悸失眠，面色不华。舌淡，脉细涩。其最佳选方为（　　）

    A. 济川煎   B. 麻子仁丸

    C. 归脾汤   D. 八珍汤加火麻仁、肉苁蓉

    E. 四物汤加麻仁、生首乌、肉苁蓉

2. 产后大便难气虚失运证的最佳选方是（　　）

    A. 圣愈汤加火麻仁、生首乌   B. 补中益气汤

    C. 归脾丸   D. 黄芪桂枝五物汤

    E. 百合固金汤

二、多选题

产后大便难的临床分型(　　　)

　　A. 血虚津亏证　　　　B. 阴虚火旺证　　　　C. 气虚失运证

　　D. 气滞血瘀证　　　　E. 肾虚血瘀证

三、填空题

产后大便难为新产三病之一，多由 _____ 所致。治疗本病以 _____ 为主，不宜 _____ 而伤中气。

四、名词解释

产后大便难

五、简答题

简述产后大便难的形成机制。

<h2 style="text-align:center">参考答案</h2>

一、单选题

1. E　2. A

二、多选题

ABC

三、填空题

血虚津亏，肠燥失润，或气虚失运，大肠传导无力；养血润肠；不可妄用苦寒通下

四、名词解释

产后饮食正常而大便秘结艰涩，数日不解，或排便时干结疼痛，难以排出者，称"产后大便难"。又称"产后便秘""产后大便不通""产后大便秘涩"。

五、简答题

由于分娩失血，营血骤虚，津液亏耗，不能濡润肠道，以致肠燥便难。或阴虚火盛，内灼津液，津少液亏，肠道失于滋润，传导不利，则大便燥结。

第十二章 妇科杂病

第一节 癥　　瘕

【考点重点点拨】

癥瘕的定义、辨证论治。

一、概述

（1）定义　妇人下腹结块，伴有或胀、或痛、或满、或异常出血。
（2）癥与瘕的区别
癥：①有形，固定不移，推揉不散；②痛有定处，病属血分。
瘕：①假聚，聚散无常，推之可移；②痛无定处，病属气分。

二、病因病机

气滞
痰湿 ⎫
湿热 ⎬→与余血相搏结，积聚成结 ──→阻滞冲细胞宫 ──→癥瘕
肾虚血瘀 ─────────────────┘

三、诊断

1. 病史
①情志抑郁史。
②经行产后感受外邪史。
③月经不调史。
④带下异常史等。

2. 症状

①初起可无症状，大时妇人下腹部有肿块。

②或兼胀满、疼痛、月经不调或带下异常等。

3. 检查

①妇科检查：盆腔内可触及子宫或卵巢的肿瘤，或盆腔炎性包块，或陈旧性宫外孕包块。

②辅助检查：B 超、CT、MRI、PET 或腹腔镜。

四、鉴别诊断

病名	相同点	不同点		
		临床表现	妇科检查	其他检查
癥瘕	均为下腹包块	①下腹痛、胀、满 ②或伴异常出血或带下异常	子宫或者附件区可触及包块	盆腔 B 超、CT、MRI 等影像学检查或腹腔镜检查有助确诊
妊娠子宫		有停经史，恶心呕吐等早孕反应	宫颈着色，子宫增大变软，与妊娠月份相符合	尿妊娠试验（＋），B 超检查可见孕囊或胎心搏动
尿潴留		月经正常，排尿不畅	下腹膨隆，因膀胱充盈扣诊困难	B 超下可见液平段宽度大

五、辨证论治

1. 辨证分型

证型	下腹部症状	月经情况	全身症状	舌象
气滞血瘀	下腹结块,触之有形,按之痛或无痛,小腹胀满	周期先后不定,经血量多有块,经行难净,经色黯	精神抑郁,胸闷不舒,面色晦黯,肌肤甲错	舌质紫黯,或有瘀斑
痰湿瘀结	下腹结块,触之不坚,固定难移	经行量多,淋漓难净,经间带下多	胸脘痞闷,腰腹疼痛	舌体胖大,紫黯,有瘀斑、瘀点,苔白厚腻
湿热瘀阻	下腹肿块,热痛起伏,触之痛剧,痛连腰骶	经行量多,经期延长,带下量多,色黄如脓,或赤白兼杂	身热口渴,心烦不宁,大便秘结,小便黄赤	舌黯红,有瘀斑,苔黄
肾虚血瘀	下腹结块,触痛	月经量多或少,经行腹痛较剧,经色紫黯有块,婚久不孕或反复流产	腰酸膝软,头晕耳鸣	舌黯

2. 分型论治

证型	治法	方药
气滞血瘀	行气活血，化瘀消癥	香棱丸或大黄䗪虫丸
痰湿瘀结	化痰除湿，活血消癥	苍附导痰丸合桂枝茯苓丸
湿热瘀阻	清热利湿，化瘀消癥	大黄牡丹皮汤加木通、茯苓
肾虚血瘀	补肾活血，消癥散结	补肾祛瘀汤或益肾调经汤

六、转归与预后

（1）中医药治疗良性肿瘤，大多有效。

（2）迁延日久，常遗留腰部疼痛。

七、预后与调护

（1）定期开展防癌普查。

（2）患病后及时治疗，排除恶变。

巩固与练习

一、单选题

患者，女，40 岁，近半年自感下腹胀，按之有包块，质硬，按之无痛，月经量多有块，经色黯，经行难净，伴有胸闷不舒，面色晦黯，舌质紫黯，有瘀点，脉沉弦涩。

（1）应诊断为哪种疾病（　　　）

　　A. 月经过多　　　　　　　　　B. 癥瘕

　　C. 漏下　　　　　　　　　　　D. 经期延长

　　E. 痛经

（2）最佳治法是（　　　）

　　A. 温经散寒，化瘀止痛　　　　B. 清热除湿，化瘀止痛

　　C. 行气活血，化瘀消癥　　　　D. 益气养血，调经止痛

　　E. 补肾益精，养血止痛

（3）首选方为（　　　）

A. 膈下逐瘀汤 　　　　B. 血府逐瘀汤

C. 益肾调经汤 　　　　D. 香棱丸

E. 清热调血汤

二、名词解释

癥瘕

参考答案

一、单选题

（1）B　（2）C　（3）D

二、名词解释

癥瘕：妇人下腹结块，伴有或胀、或痛、或满、或异常出血者称为癥瘕。

第二节　盆腔炎性疾病

【考点重点点拨】

盆腔炎的定义、病因病机、诊断、鉴别诊断、辨证论治。

一、概述

（1）定义　盆腔炎性疾病（PID）是指女性上生殖道及其周围组织的炎症。

（2）好发于育龄期妇女。

（3）盆腔的炎症可局限于一个部位，也可同时累及几个部位。主要有子宫内膜炎、输卵管炎、输卵管卵巢炎、输卵管卵巢脓肿、盆腔腹膜炎等。

（4）以往将 PID 分为急性和慢性两类，慢性盆腔炎大致相当于急性 PID 后遗症。

二、急性盆腔炎

（一）概述

（1）定义　女性上生殖道及其周围组织的急性炎症。

（2）发病急、病情重，病势进展迅速，延迟治疗时可发生败血症及脓毒血症、休克。

（二）病因病机

热毒炽盛：邪毒内侵胞宫冲任，化热酿毒→高热腹痛

湿热瘀结：湿热与瘀血滞冲任，滞于少腹，不通则痛

}→急性盆腔炎

（三）诊断

1. 病史

①产后或流产后感染。

②宫腔内手术后感染。

③经期卫生不良等病史。

2. 临床表现

①寒战高热，腹痛拒按。

②带下或恶露量多，甚至如脓血。

③或伴有腹胀、腹泻、尿频、尿急等症状。

3. 检查

（1）妇科检查

①下腹部肌紧张，压痛、反跳痛。

②阴道脓性分泌物。

③宫颈充血、水肿、举摆痛。

④宫体压痛明显，活动受限。

⑤两侧附件压痛明显，甚至触及包块。

（2）辅助检查

①血分析见白细胞升高，中性粒细胞升高更明显。

②阴道、宫腔分泌物或血培养可见致病菌。

③阴道后穹窿穿刺可吸出脓液。

④盆腔 B 超检查可见盆腔内有炎性渗出物或肿块。

（四）鉴别诊断

病名	相同点	不同点			
		诱因	临床表现	妇科或全身检查	其他检查
急性盆腔炎	均有下腹痛	①产后或流产后感染 ②宫腔内手术史 ③经期卫生不良等	①无停经史 ②下腹正中或一侧或双侧疼痛，拒按 ③伴发热	①阴道脓性分泌物 ②宫颈举摆痛 ③宫体压痛明显，活动受限 ④两侧附件压痛明显，甚至触及包块	①后穹窿穿刺可抽出脓液 ②血分析白细胞升高，中性粒细胞升高更明显 ③B 超检查可见盆腔内有液性暗区或混合性包块
异位妊娠		无	①多数有停经史 ②下腹一侧撕裂样痛为主，阴道不规则出血 ③可出现晕厥	①宫颈举摆痛，后穹窿饱胀 ②宫体常大或稍大 ③一侧附件压痛明显，甚至触及包块	①尿妊娠试验阳性 ②后穹窿穿刺可抽出不凝血 ③血分析血红蛋白下降 ④B 超下可见盆腔积液，一侧附件区可见混合性包块或见心管搏动
急性阑尾炎		多有饮食不节史	①转移性右下腹痛 ②伴发热	麦氏点压痛	血分析白细胞升高，中性粒细胞升高更明显
卵巢囊肿蒂扭转		多有体位改变卵巢囊肿史	突发一侧下腹痛，时间长可有发热	①宫体正常大小 ②一侧附件可触及张力较大肿块，压痛明显	①血分析开始无变化，时间长可伴白细胞升高，中性粒细胞升高 ②B 超可见一侧附件包块，多为囊性或实性

（五）辨证论治

1. 辨证分型

证型	腹痛情况	月经、带下情况	全身症状	舌脉
热毒炽盛	高热腹痛，疼痛拒按	带下量多，色黄，或赤白兼杂，质黏稠，如脓血，气臭秽，月经量多或淋漓不净	恶寒或寒战，咽干口苦，大便秘结，小便短赤	舌红苔黄厚，脉滑数
湿热瘀结	下腹痛，拒按，或胀满	带下量多，色黄，质稠，气臭秽，经量增多，经期延长，淋漓不止	热势起伏，寒热往来，大便溏或燥结，小便短赤	舌红有瘀点，苔黄厚，脉强滑

2. 分型论治

证型	治法	方药
热毒壅盛	清热解毒，利湿排脓	五味消毒饮合大黄牡丹汤
湿热瘀结	清热利湿，化瘀止痛	仙方活命饮加薏苡仁、冬瓜仁

3. 急症处理

高热者可选用有关的中药制剂，与抗生素合用，以清热止痛，一般连用 7 日。

（六）转归与预后

（1）经过及时有效的治疗，多可在短期内治愈。

（2）失治误治可发展为全身腹膜炎、败血症、休克，甚至死亡。

（3）迁延治疗，多转为慢性盆腔炎，可影响生育。

三、盆腔炎性疾病后遗症

（一）定义

盆腔炎性疾病缓解后遗留的组织破坏、广泛粘连、增生及瘢痕形成。

分为慢性输卵管炎、输卵管积水、输卵管卵巢炎、输卵管卵巢囊肿、慢性盆腔结缔组织炎。

（二）病因病机

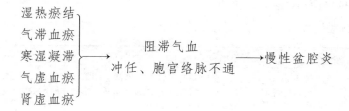

（三）诊断

1. 病史

（1）可有盆腔炎反复发作史。

（2）或有产褥期、手术等感染史。

（3）或有产后、流产后、经期性生活史等诱因。

（4）或有邻近器官的炎症病变。

2. 临床表现

（1）下腹疼痛，痛连腰骶。

（2）低热起伏，易感疲劳，劳则复发。

（3）白带增多，月经不调甚至不孕。

3. 检查

（1）妇科检查

①子宫触痛，活动差。

②单侧或双侧附件增厚，压痛，甚至触及炎性肿块。

（2）辅助检查 盆腔 B 超、子宫输卵管造影、腹腔镜等。

（四）鉴别诊断

病名	相同点	不同点		
		临床表现	妇科检查	其他检查
盆腔炎性疾病后遗症	腹痛或者包块	①下腹痛，痛连腰骶 ②带下多，月经不调或不孕 ③或伴低热，易疲劳，劳则复发	①子宫触痛，活动差 ②单侧或双侧附件增厚，压痛，甚至触及炎性肿块	盆腔 B 超、子宫输卵管造影、腹腔镜等
子宫内膜异位症		进行性加重的痛经	①后穹窿可触及触痛性结节 ②或者附件可及包块	腹腔镜检查可确诊
卵巢囊肿		可无不适	一侧或双侧附件可及包块，连界清楚，活动好，无压痛	B 超检查可见一侧或双侧附件有无回声包块

（五）辨证论治

1. 辨证分型

证型	腹痛情况	月经、带下情况	全身症状	舌象	脉象
湿热蕴结证	少腹部隐痛，或疼痛拒按，痛连腰骶，经行或劳累加重	带下量多，色黄，质黏稠	低热起伏，胸闷纳呆，口干不欲饮，大便溏，或秘结，小便黄赤	舌红，苔黄腻	弦数或滑数

续表

证型	腹痛情况	月经、带下情况	全身症状	舌象	脉象
气滞血瘀	少腹胀痛或刺痛，经行腰腹疼痛加重	经血量多有块，瘀块排出痛减，带下量多，婚久不孕	经前情志抑郁，乳房胀痛	舌紫黯，有瘀斑、瘀点，苔薄	弦涩
寒湿凝滞	小腹冷痛，或坠胀疼痛，经期腹痛加重，喜热恶寒，得热痛减	经行延后，经血量少，色黯，带下淋漓，婚久不孕	神疲乏力，腰骶冷痛，小便频数	舌黯红，苔白腻	沉迟
气虚血瘀	下腹痛或结块，缠绵日久，痛连腰骶，经行加重	经血量多有块，带下量多	精神不振，疲乏无力，食少纳呆	舌质黯红，有瘀点，苔白	弦涩无力

2. 分型论治

证型	治法	方药
湿热瘀结证	清热利湿，化瘀止痛	银甲丸
气滞血瘀证	活血化瘀，理气止痛	膈下逐瘀汤
寒湿凝滞证	祛寒除湿，化瘀止痛	少腹逐瘀汤
气虚血瘀证	益气健脾，化瘀止痛	理冲汤

（六）转归与预后

（1）经过有效的治疗，大多可好转或治愈。

（2）本病常反复缠绵，未愈者对生活质量有一定影响。可转为急性盆腔炎。

（七）预防与调摄

（1）生育期妇女要坚持个人卫生保健。

（2）急性盆腔炎、阴道炎、淋病者应及时彻底治愈，防止遗留盆腔炎性后遗症。

（3）锻炼身体，增强体质。

（4）解除思想顾虑，正确认识疾病，增强治疗的信心。

巩固与练习

一、单选题

某妇，26岁，人流术后20天，下腹疼痛，拒按，痛连腰骶，无发热，胸闷纳呆，带下量多，色黄质稠，气臭秽，大便溏，小便短赤，舌红有瘀点，苔黄腻，脉弦滑。

（1）应诊断为（　　）

    A. 急性盆腔炎　　　　B. 慢性盆腔炎　　　　C. 漏下

    D. 带下病　　　　　　E. 痛经

（2）最佳治法是（　　）

    A. 温经散寒，化瘀止痛　　　　B. 清热除湿，化瘀止痛

    C. 行气活血，化瘀消癥　　　　D. 益气养血，调经止痛

    E. 补肾益精，养血止痛

（3）首选方为（　　）

    A. 膈下逐瘀汤　　　　B. 血府逐瘀汤　　　　C. 银甲丸

    D. 香棱丸　　　　　　E. 清热调血汤

二、简答题

急性盆腔炎与异位妊娠的鉴别要点有哪些？

参考答案

一、单选题

（1）B　　（2）B　　（3）C

二、简答题

（1）发病诱因　急性盆腔炎常常有以下诱因：①产后或流产后感染；②宫腔内手术史；③经期卫生不良等。异位妊娠无明显诱因。

（2）临床表现　急性盆腔炎常表现为下腹正中或一侧或双侧疼痛，拒按，伴发热，无停经史；异位妊娠是以下腹一侧痛为主，可出现晕厥，无发热，大多数患者有停经史。

（3）妇科检查　急性盆腔炎妇检发现：①阴道脓性分泌物；②宫颈举摆痛；③宫体压痛明显，活动受限；④两侧附件压痛明显，甚至触及包块。异位妊娠妇检可发现：①宫颈举摆痛，后穹窿饱胀；②宫体常大或稍大；③一侧附件压痛明显，甚至触及包块。

（4）检查　急性盆腔炎后穹窿穿刺可抽出脓液；血分析白细胞升

高，中性粒细胞升高更明显；B超检查可见盆腔内有液性暗区或混合性包块。异位妊娠尿妊娠试验阳性，后穹窿穿刺可抽出不凝血，血分析血红蛋白下降，B超下可见盆腔积液，一侧附件区可见混合性包块或见心管搏动。

第三节　不　孕　症

【考点重点点拨】

不孕症的定义、病因病机、诊断要点、辨证论治。

一、概述

（1）定义　女子与配偶同居1年，有正常性生活，未避孕而未受孕者，或曾有过妊娠，而后未避孕，又连续1年未再受孕，前者又称为原发性不孕（"全不产"），后者又称为继发性不孕（"断续"）。

（2）分类

①绝对性不孕：夫妇一方有先天或后天生殖器官解剖生理方面的缺陷无法纠正而不孕。

②相对性不孕：夫妇一方因某些因素阻碍受孕，一旦纠正仍能受孕。

二、病因病机

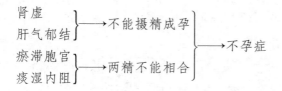

三、诊断

1. 病史　问病史要注意了解以下内容：①结婚年龄；②丈夫健康

状况；③性生活情况；④月经史；⑤既往史（有无结核、阑尾炎手术、甲状腺病等）；⑥家族史；⑦生育史；⑧继发不孕者要问有无感染史。

2. 体格检查

①第二性征的发育。

②内外生殖器的发育。

③有无溢乳等。

3. 检查

卵巢功能检查 {
①基础体温测定
②B 超测排卵
③阴道脱落细胞检查
④子宫颈黏液结晶检查
⑤子宫内膜活检
⑥女性激素测定
}

输卵管通畅试验 {
①输卵管通液术
②子宫输卵管造影
③B 超下输卵管过氧化氢通液术
}

免疫因素检查 {
①抗精子抗体
②抗子宫内膜抗体等
}

宫腔镜检查

腹腔镜检查

怀疑垂体病变时，应做头颅 CT、MRI

四、鉴别诊断

病名	基础体温	尿妊娠试验	病理检查（宫内膜）
不孕症	单相或双相，高温相持续时间短	阴性	增生期或分泌期内膜
暗产	双相，高温相持续较长	阳性	可见滋养细胞

五、治疗

1. 辨证分型

证型		妇科表现		全身症状	舌象	脉象
		相同点	不同点			
肾虚证	肾气虚	婚久不孕	①月经不调或停闭 ②经量或多或少,色黯	头晕耳鸣,腰酸膝软,精神疲倦,小便清长	舌淡苔薄	沉细,两尺弱
	肾阳虚		①月经迟发,或月经延长,或停闭不行,经色淡暗 ②带下清稀如水 ③或子宫发育不良	性欲淡漠,小腹冷,头晕耳鸣,腰酸膝软,夜尿多,眼眶黑,面部黯斑,或环唇黯	舌质淡黯,苔白	沉细尺弱
	肾阴虚		①月经提前,经量少或月经停闭,经色较鲜红 ②或行经时间延长甚则崩中或漏下不止	形体消瘦,头晕耳鸣,腰酸膝软,五心烦热,失眠多梦,眼花心悸,肌肤失润,阴中干涩	舌质稍红略干,苔少	细或细数
肝郁证			①月经或先或后,经量多少不一 ②或经来腹痛。或经前烦躁易怒	胸胁乳房胀痛,精神抑郁,善太息	舌黯红或边有瘀斑	弦细
瘀滞胞宫			①月经多延后或周期正常 ②经来腹痛,甚或进行性加重,经量多少不一,经色紫黯有块,块下痛减 ③或经行不畅,淋漓难净,或经间期出血	或伴有肛门坠胀,性交痛	舌紫黯或边有瘀点,苔薄白	弦或弦细涩
痰湿内阻			①多自青春期始即形体肥胖 ②月经常延后、稀发,甚则停闭不行 ③带下量多,色白质黏无臭	头晕心悸,胸闷泛恶,面目虚浮	舌淡胖,苔白腻	滑

2. 分型论治

证型		治法	方药
肾虚证	肾气虚	补肾益气,温养冲任	毓麟珠
	肾阳虚	温肾助阳,调补冲任	温胞饮或右归丸
	肾阴虚	补肾益精,滋阴养血	养精种玉汤
肝气郁结		疏肝解郁,养血理脾	开郁种玉汤
瘀滞胞宫		活血化瘀,止痛调经	少腹逐瘀汤
痰湿内阻		燥湿化痰,理气调经	苍附导痰丸

3. 辨病与辨证结合治疗

$$\left\{\begin{array}{l}\text{排卵障碍性不孕}\left\{\begin{array}{l}\text{无排卵——补益肾气，平衡肾阴阳}\\\text{黄体功能不全——补肾疏肝}\end{array}\right.\\\text{免疫性不孕}\\\text{输卵管阻塞性不孕——疏肝理气，化瘀通络，配合外治、介入等}\end{array}\right.$$

六、转归与预后

（1）预后与年龄、发育、不孕原因、病程长短有关。

（2）年龄轻、发育正常、功能性不孕、病程短者预后好；年龄大、发育欠佳、品质性病变不孕症、病程长者，疗效差。

七、预防与调护

（1）遵循求嗣之道。

（2）调治劳伤痼疾。

（3）舒畅情志。

（4）做好个人卫生防感染，实行计划生育防流产。

巩固与练习

一、单选题

某妇，29岁，婚后4年余同居未避孕未孕，平素月经先后不定期，量多少不一，色红有血块，经行腹痛，经前烦躁易怒，胸胁乳房胀痛，舌黯红边有瘀斑，脉弦细。丈夫精液检查无异常。

（1）该患者除了行卵巢功能检查外，还需行何检查（　　）

　　A. 输卵管通畅试验　　　　　　　B. 血分析

　　C. 阴道分泌物检查　　　　　　　D. 宫颈分泌物培养

　　E. 胸透

（2）首选方为（　　）

　　A. 膈下逐瘀汤　　　　　　　　　B. 逍遥散

　　C. 开郁种玉汤　　　　　　　　　D. 香棱丸

　　E. 养精种玉汤

二、简答题

1. 何谓不孕症？

2. 不孕症的常用检查方法有哪些？

三、案例分析题

　　某妇，33 岁，同居未避孕未孕 3 年，平素月经不规律，周期约 40～60 天不等，量少，色淡黯，头晕耳鸣，腰酸膝软，精神疲倦，小便清长。舌淡苔薄，沉细，两尺弱。已婚 6 年，孕 2 产 0，人工流产。妇检：外阴：已婚式，阴道通畅，宫颈光滑，宫体前位，正常大小，无压痛，活动可，双附件增厚，无压痛。丈夫精液检查无异常。请写出该患者：

（1）中西医诊断。

（2）中医辨证、证候分析。

（3）需行何检查。

（4）治法及方药（组成）。

参考答案

一、单选题

（1）A　　（2）C

二、简答题

1. 女子婚后未避孕，有正常性生活，同居 1 年未受孕者，或曾有过妊娠，而后未避孕，又连续 1 年未再受孕，前者又称为原发性不孕（"全不产"），后者又称为继发性不孕（"断续"）。

2. 不孕症常用的检查有以下几种。

（1）卵巢功能检查：①基础体温测定；②B 超测排卵；③阴道脱落细胞检查；④子宫黏液结晶检查；⑤子宫内膜活检；⑥女性激素测定。

（2）输卵管通畅试验：①输卵管通液术；②子宫输卵管造影；③B超下输卵管过氧化氢通液术。

（3）免疫因素检查：①抗精子抗体；②抗子宫内膜抗体等。

（4）宫腔镜检查。

（5）腹腔镜检查。

怀疑垂体病变时，应作头 CT、MRI。

三、案例分析题

（1）诊断：中医诊断：不孕症。西医诊断：继发性不孕症。

（2）中医辨证：肾气虚证。

证候分析：肾气不足，冲任虚衰，不能摄精成孕，而致不孕；冲任失调，血海失司，故月经周期延后，量少；腰为肾之府，肾虚则腰膝酸软，神疲，小便清长，舌淡苔薄，沉细，两尺弱均为肾虚之象。

（3）需行输卵管通畅试验及卵巢功能检查、卵泡监测。

（4）治法：补肾益气，温养冲任。毓麟珠，组成：人参、白术、茯苓、白芍、当归、川芎、熟地、炙甘草、菟丝子、杜仲、鹿角霜、川椒。

第四节　阴　　痒

【考点重点点拨】

阴痒的临床表现。

一、概述

定义：妇女外阴及阴道瘙痒，甚则痒痛难忍，坐卧不宁，或伴带下增多。

二、病因病机

$$
\left.\begin{array}{l}
\text{肝经湿热} \longrightarrow \text{流注下焦} \\
\text{肝肾阴虚} \longrightarrow \text{生风化燥} \\
\text{湿虫滋生} \longrightarrow \text{虫蚀阴中}
\end{array}\right\} \longrightarrow \text{阴痒}
$$

三、诊断

1. 病史

①有不良的卫生习惯。

②带下量多。

③有外阴、阴道炎病史。

2. 临床表现

①阴部痛痒。

②可波及肛门周围或大腿内侧。

3. 检查

①妇科检查：外阴部皮肤粗糙，有抓痕，色素蜕变，甚则皲裂、破溃。

②实验室检查：白带检查正常或可见念珠菌、滴虫。

四、鉴别诊断

病名	相同点	不同点		
		部位	体格检查	实验室检查
阴痒	皮肤瘙痒	阴部痛痒，可波及肛门周围或大腿内侧	①外阴部皮肤粗糙，有抓痕 ②色素蜕变 ③甚则皲裂、破溃	白带检查正常或可见念珠菌、滴虫
股癣		发于股内侧及会阴部	①病灶边缘呈堤状，清晰 ②表面有鳞屑	可检查到真菌
湿疹		发生于全身任何部位	①分布对称性，边界明显 ②易反复发作 ③与饮食刺激有关	无致病菌

五、辨证论治

1. 辨证分型

证型	外阴症状	全身症状	舌象	脉象
肝经湿热	①阴部瘙痒难忍，坐卧不安 ②外阴皮肤粗糙增厚，有抓痕，黏膜充血破溃 ③或带下量多，色黄如脓，或呈泡沫米泔样，或灰白如凝乳，味腥臭	心烦易怒，胸胁满痛，口苦口腻，食欲不振，小便黄赤	舌红，苔黄腻	弦数
肝肾阴虚	①阴部瘙痒难忍，干涩灼热，夜间加重 ②或会阴部肤色变浅白，皮肤粗糙，皲裂破溃	眩晕耳鸣，五心烦热，烘热汗出，腰酸腿软，口干不欲饮	舌红苔少	细数无力
湿虫滋生	阴部瘙痒难忍，甚则奇痒难忍，有虫行感，灼热疼痛，带下量多，色黄如泡沫状，或色白呈豆渣状，臭秽难闻	心烦少寐，口苦咽干，小便黄赤	舌红，苔黄腻	数

2. 分型论治

证型	治法	方药
肝经湿热	泻肝清热，除湿止痒	龙胆泻肝汤或萆薢渗湿汤，外用蛇床子散
肝肾阴虚	调补肝肾，养血止痒	知柏地黄汤
湿虫滋生	清热利湿，解毒杀虫	萆薢渗湿汤

3. 外治法

①熏洗盆浴。

②阴道纳药。

六、转归与预后

（1）积极治疗，多可治愈。

（2）失治误治可发展为阴疮，迁延日久，可发展为恶证。

七、预防与调摄

（1）保持会阴部卫生。

（2）避免肥皂水烫洗及搔抓。

巩固与练习

单选题

某妇，25 岁，阴部瘙痒 3 天，带下量多，色黄如脓，妇科检查示外阴皮肤粗糙增厚，有抓痕，黏膜充血破溃。舌体胖大，色红，苔黄腻，脉弦。

（1）选用何方治疗（　　）

    A. 龙胆泻肝汤　　　　　　B. 银甲丸

    C. 清热调血汤　　　　　　D. 知柏地黄汤

    E. 完带汤

（2）需进行哪项检查（　　）

    A. 尿分析　　　　　　　　B. 血分析

    C. 白带常规检查　　　　　D. 宫颈细胞学检查

    E. B 超检查

参考答案

单选题

（1）A　　（2）C

第五节　阴　　疮

【考点重点点拨】

阴疮的定义、辨证论治。

一、概述

（1）定义　妇女外阴部<u>结块红肿，</u><u>或溃烂成疮，黄水淋沥，</u><u>局部肿痛，甚则溃疡如虫蚀</u>。

（2）别名　阴蚀、阴蚀疮。

二、病因病机

热毒──→侵蚀外阴肌肤，破溃成疮　　⎫
　　　　　　　　　　　　　　　　　　⎬──→阴疮
寒湿──→内陷于冲任肌肤，气血失和　⎭

三、诊断

（1）病史
①经期产后外阴部感染史。
②溃疡史。
③前庭大腺脓肿史等。
（2）临床表现
①外阴红肿结块。
②外阴及阴道皮肤黏膜肿痛破溃，脓水淋沥。
③身热不适。
④带下量多。
（3）妇科检查　外阴局部周围溃疡、糜烂、破溃流脓，或覆有脓苔。

四、鉴别诊断

病名	相同点	不同点	
		临床表现	妇科检查
阴疮	均有痒痛	①外阴红肿结块 ②外阴及阴道皮肤黏膜肿痛破溃，脓水淋漓 ③身热不适 ④带下量多	外阴：①局部周围溃疡、糜烂 ②破溃流脓，或覆有脓苔
阴痒		阴部痛痒，可波及肛门周围或大腿内侧	①外阴部皮肤粗糙，有抓痕 ②色素蜕变，甚则皲裂、破溃

五、辨证论治

1. 辨证分型

证型	外阴皮肤	全身症状	舌象	脉象
热毒型	①焮红肿胀，灼热结块 ②破溃糜烂，脓苔稠黏或脓水淋漓	身热心烦，口干纳少，便秘尿黄	舌红苔黄腻	弦滑数
寒湿型	①肿溃，触之坚硬 ②色晦暗不泽 ③日久不愈 ④脓水淋沥 ⑤疼痛绵绵	面色白，精神不振，疲乏无力，畏寒肢冷，食少纳差	舌淡苔白腻	细弱

2. 分型论治

证型	治法	方药
热毒	清热解毒，活血化瘀	龙胆泻肝汤或仙方活命饮或五味消毒饮
寒湿	散寒除湿，活血散结	阳和汤或托里消毒散

六、转归与预后

（1）病程短，热毒为患，及时治疗，多数可在短期内治愈。

（2）寒湿日久，迁延日久，反复缠绵。

（3）发生癌变则预后不良。

七、预防与调摄

（1）保持会阴部卫生。

（2）有异常痒痛，带下增多，及时就医诊治。

巩固与练习

单选题

某妇，25岁，阴部肿痛5天，带下量多，色黄，身热心烦，口干

纳少，便秘尿黄，妇科检查示外阴皮肤破溃糜烂，脓苔稠黏或脓水淋沥。舌体胖大，色红，苔黄腻，脉弦。选用何方治疗（　　）

A. 龙胆泻肝汤　　　　B. 银甲丸　　　　C. 清热调血汤

D. 知柏地黄汤　　　　E. 完带汤

参考答案

单选题　A

第六节　阴　　挺

【考点重点点拨】

阴挺的定义、分度、辨证论治。

一、概述

（1）定义　妇女子宫下脱，甚则脱出阴户之外，或阴道壁膨出。

（2）别名　阴脱、阴菌、阴痔、产肠不收、葫芦颓。

二、病因病机

气虚
肾虚 ｝──→冲任不固，带脉失约──→阴挺

三、诊断

（1）病史　①分娩损伤；②产后过早操劳负重；③长期咳嗽；④长期便秘。

（2）临床表现

①小腹下坠隐痛。

②阴道口有物脱出，持重、站立则脱出加重，休息或缩复还纳。

③可见带下量多，外阴湿秽不适。

④小便频数或失禁。

（3）妇科检查

$$
子宫脱垂\\分三度
\begin{cases}
I度\begin{cases}子宫颈下垂到坐骨棘水平以下，但不超越阴道口\\轻型：宫颈外口距处女膜缘小于4cm\\重型：宫颈已达处女膜缘\end{cases}\\
II度\begin{cases}轻型：宫颈已脱出阴道口\\重型：宫颈及部分宫体已脱出阴道口\end{cases}\\
III度：宫颈及宫体全部脱出阴道口外
\end{cases}
$$

四、鉴别诊断

病名	相同点	不同点		
		脱出物	阴道穹窿	前后壁膨出
子宫脱垂	阴道有物脱出	子宫颈或子宫体	下降	常有
宫颈延长		子宫颈细长	位置不变	无
宫颈肌瘤、宫颈息肉、子宫黏膜下肌瘤		肌瘤或息肉	位置不变	无

五、辨证论治

1. 辨证分型

证型	妇科症状	全身症状	舌象	脉象
气虚	①子宫下移或脱出于阴道口外，阴道壁松弛膨出 ②劳则加重，小腹下坠	身倦懒言，面色不华，四肢乏力，小便频数，带下量多，质稀色淡	舌淡苔薄	虚细
肾虚	①子宫下脱 ②日久不愈	头晕耳鸣，腰膝酸软冷痛，小腹下坠，小便频数，入夜尤甚，带下清稀	舌淡苔薄	沉弱

2. 分型论治

证型	治法	方药
气虚证	补中益气，升阳举陷	补中益气汤
肾虚证	补肾固脱，益气升提	大补元煎

六、转归与预后

（1）轻度子宫脱垂预后良好。

（2）较重者，需手术治疗。

七、预防与调摄

（1）分娩时会阴裂伤者及时修补。

（2）产褥期注意休息，保持大便通畅，有慢性咳嗽者及时治疗。

巩固与练习

一、单选题

某妇，65岁，自感阴部有物脱出1个月，劳则加重，小腹下坠，身倦懒言，面色不华，四肢乏力，小便频数，带下量多，质稀色淡。舌淡苔薄，脉缓弱。妇科检查示宫颈位于处女膜外侧约1cm，宫体萎缩。

（1）该患者诊断（　　　　）

  A. 阴挺　　　　　　B. 阴疮　　　　　　C. 阴蚀

  D. 带下病　　　　　E. 癥瘕

（2）选用何方治疗（　　　　）

  A. 龙胆泻肝汤　　　B. 补中益气汤　　　C. 大补元煎

  D. 知柏地黄汤　　　E. 完带汤

二、填空题

某患者子宫脱垂，宫颈位于处女膜外侧约1cm，诊断为_____度子宫脱垂。

三、简答题

子宫脱垂分度。

参考答案

一、单选题

（1）A　　（2）B

二、填空题

Ⅱ度

三、简答题

答：Ⅰ度：子宫颈下垂到坐骨棘以下，但不超越阴道口。轻型：宫颈外口距处女膜缘小于4cm；重型：宫颈已达处女膜缘。

Ⅱ度：轻型：宫颈口已脱出阴道口；重型：宫颈及部分宫体已脱出阴道口。

Ⅲ度：宫颈及宫体全部脱出阴道口外。

第七节　妇人脏躁

【考点重点点拨】

妇人脏躁的定义、辨证论治。

一、概述

（1）定义　妇人无故悲伤欲哭，<u>不能自控</u>，精神恍惚，忧郁不宁，呵欠频作，甚则哭笑无常。

（2）别名　孕悲。

二、病因病机

素多抑郁
思虑伤脾，化源不足　⎫
经孕产乳耗伤精血　　⎭→五脏失于濡养，五志之火上扰心神→脏躁

三、诊断

（1）病史　精神抑郁，情志内伤病史。

（2）临床表现　情绪低落，呵欠频作，悲伤欲哭，哭后如常。

（3）检查　无相关器质性病变。

四、鉴别诊断

病名	相同点	不同点
妇人脏躁	情绪不稳，哭笑无常	哭后如常，意识清楚
癫狂		神志不清，意识错乱

五、辨证论治

养心安神，甘润健脾——甘麦大枣汤。

六、转归与预后

预后良好，病因未除者可反复发作。

七、预防与调摄

培养健康的心理状态。

巩固与练习

填空题

妇人无故悲伤欲哭，不能自控，精神恍惚，忧郁不宁，治疗宜
_____，选用 _____治疗

参考答案

填空题　养心安神、甘润健脾；甘麦大枣汤

第八节　子宫内膜异位症与子宫腺肌病

【考点重点点拨】

子宫内膜异位症与子宫腺肌病的定义、诊断和辨证论治。

一、概述

1. 定义

子宫内膜异位症：指具有生长功能的子宫内膜组织出现在子宫腔被覆黏膜以外的身体其他部位所引起的一种疾病。

子宫腺肌病：指子宫肌层内存在子宫内膜腺体和间质，在激素的影响下发生出血，肌纤维结缔组织增生，形成弥漫病变或局限性病变的一种良性疾病。

卵巢型子宫内膜异位症形成囊肿者，称为子宫内膜异位囊肿（俗称"巧克力囊肿"）。

二、病因病机

素性抑郁
恚怒伤肝 } 气滞血瘀

经产受寒
过食寒凉 } 寒凝血瘀

素体阳盛
肝郁化热
外感热邪 } 热灼血瘀
过食辛辣

素体脾虚
劳倦思虑 } 气虚血瘀
大病久病

先天不足
大病久病 } 肾虚血瘀
房劳多产

气血失和
"离经"之血瘀积
冲任损伤
留结于下腹
→
阻滞
冲任、胞宫、
湿蕴化热
胞脉、胞络

三、诊断

1. 子宫内膜异位症

病史：进行性加剧的痛经史；不孕史；剖宫产、人流术等手术史。

症状：①疼痛：继发性、进行性加剧的痛经，性交痛，慢性盆腔痛。②月经异常。③不孕。④其他：周期性咳血、便血、尿血。

体征：在腹部可扪及较大的卵巢内膜异位囊肿，有触痛性结节。

妇科检查：病变位于宫颈，可见紫蓝色小点或出血点，质硬，后穹隆有触痛性结节。

病变位于卵巢，可扪及囊性肿块，固定压痛。

辅助检查：①血液检查：血清 CA125、EMAb 值。

②影像学检查：B 超、钡剂灌肠、盆腔 CT、MRI。

③腹腔镜检查：诊断子宫内膜异位症最准确的方法，也是最常用的治疗方法。

2. 子宫腺肌症

病史：月经量多、进行性加剧的痛经史；多次妊娠、反复宫腔操作、子宫壁创伤史；慢性子宫内膜炎史。

症状：经量增多、经期延长、继发性、进行性加剧的痛经。

可有不明原因的月经中期阴道流血、性欲减退等，部分患者可无任何临床症状。

妇科检查：子宫呈均匀性增大或有局限性结节隆起，质硬压痛，经期尤甚，经后缩小。

辅助检查：①血液检查：血清 CA125、EMAb 值。

②影像学检查：B 超、盆腔 MRI。

四、鉴别诊断

病名	相同点	不同点		
		临床表现	妇科检查	其他检查
子宫内膜异位症	腹痛或者包块	进行性加重的痛经	①后穹隆可触及触痛性结节 ②或者附件可及包块	腹腔镜检查可确诊
子宫腺肌病		剧烈痛经	①子宫呈球型增大 ②质硬，经期触痛	B 超、盆腔 MRI

续表

病名	相同点	不同点		
		临床表现	妇科检查	其他检查
慢性盆腔炎		①下腹痛，痛连腰骶 ②带下多，月经不调或不孕 ③或伴低热，易疲劳，劳则复发	①子宫触痛，活动差 ②单侧或双侧附件增厚，压痛，甚至触及炎性肿块	盆腔B超、子宫输卵管造影、腹腔镜等
卵巢恶性肿瘤		早期无症状 病情发展后持续性腹痛腹胀	盆腔包块、腹水	CA125 > 200U/ml B超检查可见实性或混合性包块 剖腹探查可确诊

五、辨证论治

（一）辨证

	腹痛性质	月经及妇检情况	伴随症状
气滞血瘀证	经前或经期小腹胀痛或刺痛，拒按，甚或前后阴坠胀欲便	经行量或多或少，经色黯，有血块，盆腔有包块或结节	经前心烦易怒，胸胁乳房胀痛，口干便结；舌紫黯或有瘀斑瘀点，苔薄白，脉弦涩
寒凝血瘀证	经前或经期小腹冷痛或绞痛，拒按，得热痛减	经行量少，色紫黯有块，或经血淋漓不净，或见月经延期，盆腔有包块或结节	形寒肢冷，或大便不实；舌淡胖而紫黯，苔白，脉沉迟而涩
热灼血瘀证	经期或经前后发热，腹痛拒按，痛连腰骶		口苦咽干，烦躁不宁，大便干结；舌质红，有瘀点瘀斑，苔薄黄，脉细数
气虚血瘀证	经期腹痛，肛门坠胀不适	经行量或多或少，色黯淡，质稀或夹血块，盆腔有结节或包块	面淡而晦黯，神疲乏力，少气懒言，纳差便溏；舌淡胖边尖有瘀斑，苔薄白，脉沉涩
肾虚血瘀证	经前或经期腹痛	月经先后不定期，经量或多或少，盆腔有结节或包块	腰膝酸软，腰脊刺痛，神疲肢倦，头晕耳鸣，面色晦黯，性欲减退，夜尿频；舌黯淡苔白，脉沉细涩

（二）治疗

1. 治疗原则　经期以理气止痛、活血祛瘀为主，经后以益气补肾、活血化瘀为主。

2. 分型论治

	治法	方药
气滞血瘀证	理气活血，化瘀止痛	血府逐瘀汤
寒凝血瘀证	温经散寒，活血祛瘀	少腹逐瘀汤
热灼血瘀证	清热和营，活血祛瘀	小柴胡汤合桃仁承气汤
气虚血瘀证	益气活血，化瘀止痛	举元煎合桃红四物汤
肾虚血瘀证	补肾益气，活血化瘀	补肾祛瘀方

六、转归和预后

（1）恶性行为良性病变，少数会恶变。

（2）中药、西药、手术等可减轻痛经，病情迁延日久可致不孕。

（3）术后极易复发，需随访及治疗。

七、预防和调摄

做好个人卫生防感染，实行计划生育防流产。

巩固与练习

一、单选题

不孕和痛经并存的患者，最常见于（　　）

A. 子宫肌瘤

B. 多囊卵巢综合征

C. 子宫腺肌症

D. 无排卵性功血

二、多选题

关于子宫内膜异位症正确的描述是（　　）

A. 具有生长功能的子宫内膜组织生长在子宫体以外的部位

B. 子宫内膜腺体及间质侵入子宫肌层

C. 具有类似恶性肿瘤远处转移和种植生长能力

D. 可表现为月经失调

E. 对妊娠率无影响

参考答案

一、单选题

C

二、多选题

ACD

第九节　多囊卵巢综合征

【考点重点点拨】

多囊卵巢综合征的定义、诊断和辨证论治。

一、概述

1. 定义　青春期及育龄期女性常见的一种内分泌紊乱性疾病，以生殖功能障碍和糖代谢异常并存为特征。

生殖功能障碍：高雄激素血症、排卵障碍、多囊卵巢、促性腺激素异常等。

糖代谢异常：胰岛素抵抗、高胰岛素血症、血糖增高、肥胖、脂质代谢紊乱等。

2. 远期并发症　子宫内膜癌、乳腺癌、糖尿病、高血压、心血管疾病等。

二、病因病机

先天不足〉肾气不足
年少多病〉天癸迟至　　　　　　　　　　
素体脾虚〉痰湿壅盛　　虚、痰、　　　冲任不能相资　　月经停闭
素体肥胖　　　　　　　瘀、热、→胞宫藏泻失职→
情志内伤〉气滞血瘀　　互结
调摄不慎　　　　　
情志抑郁——→日久化火

三、诊断

1. 病史　初潮后月经稀少，甚或闭经，或月经频发，淋漓不净，不孕史；或初潮前有体重超重趋势，或初潮前后有多毛现象。

2. 症状

（1）月经失调：月经稀发、闭经，部分患者崩漏与闭经交替出现。

（2）不孕。

（3）多毛：性毛、大腿、上臂内侧为主，部分患者脂溢性脱发。

（4）痤疮：颜面、背部为主。

（5）肥胖：多见腹部肥胖（腰/臀 >0.80），体重指数 ≥ 25。

（6）黑棘皮症。

3. 妇科检查　外阴阴毛较长而浓密，可布及肛周、腹股沟及腹中线。子宫大小正常或略小，双侧卵巢增大，较正常大 $1\sim3$ 倍，呈圆形或椭圆形，质韧。

4. 辅助检查

（1）BBT：单相体温波动。

（2）B超：双侧卵巢均匀增大，包膜回声增强，一侧或双侧卵巢可见"项链征"。连续监测未见优势卵泡和排卵迹象。

（3）激素测定：

T、双氢睾酮、雄烯二酮升高，DHEA、DHEAS 正常或轻度升高，SHBG 下降。

卵泡早期 FSH 正常或偏低，LH 升高，LH/FSH $>2\sim3$。

可有 PRL 偏高。

（4）葡萄糖耐量试验。

（5）诊断性刮宫：经前数日或月经来潮 6 小时内进行，子宫内膜无分泌期变化。

（6）腹腔镜检查：诊断同时可进行治疗。

四、鉴别诊断

	鉴别点	辅助检查
肾上腺皮质增生或肿瘤	DHEAS 升高	DHEAS 超过正常 2 倍或 >18.2μmol/L
卵巢雄激素肿瘤	卵巢单侧性、实性，进行性增大	B 超，CT，MRI
卵泡膜细胞增殖症	肥胖及男性化更明显	血清 T：5.2～6.9μmol/L DHEAS 正常，LH/FSH 正常 腹腔镜可见卵巢皮质黄素化的卵泡膜细胞群

五、辨证论治

辨治分青春期和育龄期。青春期以调畅月经为先，恢复周期为本；育龄期以助孕为要。

证型	主证	兼证	治法	代表方
肾虚	月经初潮迟至、后期、量少，色淡质稀，渐至闭经，偶有崩漏或经期延长	腰稀酸软等肾虚证＋舌淡苔薄，脉沉细	补肾调经	右归丸
脾虚痰湿	月经后期、量少，甚则闭经＋形体肥胖，多毛	头晕胸闷等脾虚痰湿证＋舌胖大色淡苔厚腻，脉沉滑	化痰除湿，通络调经	苍附导痰丸
气滞血瘀	月经后期量少，经行有块，甚则经闭不孕	心烦易怒等气滞血瘀证＋舌暗红有瘀点瘀斑，脉沉弦涩	行气活血，祛瘀通经	膈下逐瘀汤
肝经郁火	月经稀发、量少，甚则经闭不行，或月经紊乱，崩漏淋漓，毛发浓密，面部痤疮	经前胸胁乳房胀痛等肝经郁火证＋舌红苔黄厚，脉沉弦或弦数	疏肝理气，泻火调经	丹栀逍遥散

六、转归和预后

（1）病情复杂，缠绵难愈，多数患者病程长。

（2）育龄期因无排卵影响生育，孕后易流产，需保胎。

七、预防和调摄

（1）注重补肾。

（2）生育后需预防糖尿病、子宫内膜癌、乳腺癌。

巩固与练习

选择题

1. 下列哪项不是多囊卵巢综合征的临床特征（　　）

 A. 闭经   B. 不孕

 C. 多毛   D. 痛经

2. 痰湿型多囊卵巢综合征的临床表现除外（　　）

 A. 形寒肢冷   B. 婚久不孕

 C. 带下量多   D. 形体肥胖

3. 多囊卵巢综合征的内分泌学特征不包括（　　）

 A. 高雄激素   B. 高卵泡刺激素

 C. 高黄体生成激素   D. 高胰岛素

参考答案

选择题

1. D   2. A   3. B

第十三章　计划生育

＊计划生育的基本内容

（1）晚婚　按法定年龄推迟3年以上（25岁左右）结婚为晚婚。

（2）晚育　按法定年龄推迟3年以上生育为晚育。

（3）节育　提倡一对夫妇只生育一个孩子，并及时了解及确定采取节育的方式和方法，以便生育后得以落实。

（4）优生　通过计划生育工作，避免先天性缺陷代代相传，防止后天因素影响生育。

第一节　避　孕

【考点重点点拨】

1. 宫内节育器放置的时间及禁忌证。

2. 宫内节育器的副作用及并发症。

3. 避孕药物的种类、禁忌证及副作用。

一、工具避孕

（一）宫内节育器（IUD）

1. 宫内节育器放置术

（1）**适应证**　已婚育龄妇女，愿意选用而无禁忌证者均可放置。

（2）**禁忌证**

①生殖器官炎症：如急性盆腔炎、阴道炎、重度宫颈糜烂。

②月经紊乱：如月经过多，月经频发，重度痛经。

③生殖器官肿瘤。

④宫颈过松、重度子宫脱垂。

⑤严重全身性疾患。

⑥严重出血性疾患。

（3）放置时间

①常规为<u>月经干净后 3~7 日</u>。

②人工流产术经过顺利且宫腔深度在 10cm 以内，无感染或出血倾向者可即刻放置。

③足月产及孕中期引产后 3 个月或剖宫产术后半年。

（4）节育器大小选择　根据宫腔深度，选择大小合适的节育器。

2. 宫内节育器取出与换置术

（1）适应证

①放置期限已满需更换者。

②计划再生育者。

③宫内节育器并发症较重，治疗无效者。

④宫内节育器变形或移位者。

⑤改用其他避孕措施或绝育者。

⑥围绝经期妇女停经半年后或月经紊乱者，或丧偶、离婚者。

⑦带器妊娠者。

（2）取器时间　<u>月经干净后 3~7 天</u>为宜；如因为盆腔肿瘤需取出，则随时可取；带器妊娠者，妊娠终止时同时取出。

3. 宫内节育器的副作用

<u>出血</u>（月经过多、经期延长等）和<u>腰酸腹坠</u>。

4. 宫内节育器的并发症

术时出血、子宫穿孔、盆腔炎等。

（二）阴茎套

还具有防止性传播疾病的传染作用。

二、药物避孕

（一）适应证

凡身体健康、愿意避孕且月经基本正常的育龄妇女均可使用。

（二）禁忌证

（1）严重高血压、糖尿病、肝肾疾病及甲状腺功能亢进者。

（2）血栓性疾病、充血性心力衰竭、血液病及哺乳期者。

（3）子宫肌瘤、恶性肿瘤或乳房内有肿块者。

（4）精神病生活不能自理者。

（5）月经稀发或年龄 >45 岁者。

（6）年龄 >35 岁的吸烟妇女不宜长期使用，以免卵巢功能早衰。

（三）药物种类及使用方法

1. 短效避孕药

适用于长期同居的夫妇，有效率达 99% 以上，大多由雌激素和孕激素配伍组成。常用的有炔诺酮、甲地孕酮、炔诺孕酮、左炔诺酮等孕激素与炔雌醇组成的各种复方制剂。

2. 长效口服避孕药

多由长效雌激素和人工合成的孕激素配伍组成。避孕有效率达96% ~ 98%。服药 1 次可避孕 1 个月。服药方法：①最好采用月经来潮第 5 日服 1 片，第 10 日服第 2 片，以后按第 1 次服药日期每月服 1 片；②或在月经来潮第 5 日服 1 片，第 25 日服第 2 片，以后每隔 28 天服 1 片。

3. 长效避孕针

目前有单纯孕激素和雌孕激素混合类两种药物，有效率达 98%。肌内注射 1 次可避孕 1 个月。

4. 紧急避孕药

用于无防护性生活后或避孕失败后几小时或几日内的紧急补救，以预防非意愿妊娠发生。在无保护性性生活后 72 小时内服用，有效率可达 98%，适用于仅需临时避孕者。有复方炔诺孕酮片、炔诺孕酮、53 号避孕片及米非司酮等药物。

5. 阴道局部用避孕药

有避孕药膜、避孕药片及避孕药膏剂型。

6. 皮下埋植避孕法

适用于大多数育龄妇女，放置一次可避孕 5 ~ 8 年，有效率在 99% 以上。放置方法：于月经周期的 7 天以内在上臂内侧做皮下扇形插入。如在使用中途希望生育，可随时取出，生育力迅速恢复。凡能引起肝酶活跃的药物如巴比妥、利福平等为禁忌，因能降低血药水平而影响避孕效果。

（四）药物副作用

（1）类早孕反应　少数人服药后可出现恶心、头晕、乏力、食欲不振、呕吐等，轻者 2～3 个月能自然消失或减轻。

（2）闭经　除外妊娠后的闭经。

（3）过敏反应　如有过敏反应应停药，采用其他方法避孕。

（4）月经不调　常见周期缩短、经期延长、经量增多或减少。

（5）突破性出血　是短效口服避孕药常见的症状。

三、其他避孕方法

（一）安全期避孕法（又称自然避孕法）

排卵期及排卵前后 4～5 日内为易孕期，其余的时间不易受孕，故被视为安全期。采用在安全期内进行性生活而达到避孕目的，称为安全期避孕法。安全期避孕法并不十分可靠，失败率达 20%。

（二）体外排精避孕

可靠性差。

（三）免疫避孕法

巩固与练习

一、单选题

1. 患者，女，23 岁，产后 2 个月，哺乳闭经，最适合的避孕方式是（　　）

　　A. 月经未来潮前可不避孕　　　　B. 阴茎套

　　C. 避孕药　　　　D. 体外射精

　　E. 宫内节育器

2. 宫内节育器和甾体类避孕药相同的机制是（　　）

A. 子宫内膜非细菌性异物反应

B. 产生前列腺素

C. 不利卵泡着床

D. 抑制卵泡的正常发育和排卵

E. 吞噬细胞功能明显活跃

3. 下列最不可靠的避孕方法为(　　)

A. 安全期避孕　　　　　　　B. 宫内节育器

C. 阴茎套　　　　　　　　　D. 长效口服避孕药

E. 短效避孕药

二、多选题

1. 下列属于工具避孕的是(　　)

A. 宫内节育器　　B. 避孕药　　　　C. 阴茎套

D. 女用安全套　　E. 体外射精

2. 下列属于避孕药的不良反应的是(　　)

A. 类早孕反应　　B. 闭经　　　　　C. 过敏反应

D. 月经不调　　　E. 突破性出血

三、填空题

宫内节育器的副作用：＿＿＿＿＿＿。

四、判断题

宫内节育器的放置应可在非月经来潮期间的任意时间进行。

五、简答题

宫内节育器的放置时间及禁忌证。

参考答案

一、单选题

1. B　2. C　3. A

二、多选题

1. ACD　2. ABCDE

三、填空题

出血（月经过多、经期延长等）和腰酸腹坠。

四、判断题

错。

五、简答题

略。

第二节　避孕失败补救措施

【考点重点点拨】

1. 人工流产术的定义、适应证、禁忌证。
2. 人工流产术并发症的诊断与防治。
3. 药物流产的适应证、禁忌证。

一、概念

用人工方法终止早期妊娠，可通过手术流产（负压吸引术、钳刮术）和药物流产达到目的，是避孕失败的补救措施。

二、人工流产术

（1）妊娠 6～10 周人工流产者宜用负压吸引术；妊娠10～14 周者宜用钳刮术。

（2）适应证

①因避孕失败要求终止妊娠者。

②因各种疾病不宜继续妊娠者。

（3）禁忌证

①生殖器官急性炎症：如盆腔炎、阴道炎、宫颈炎。

②各种疾病的急性期。

③严重的全身性疾病不能耐受手术者。

④妊娠剧吐酸中毒尚未纠正者。

⑤术前相隔 4 小时两次体温在 37.5℃以上者。

（4）人工流产并发症的诊断与防治

并发症	诊断要点	预防及处理	
人流综合征	①头晕、恶心、呕吐、面色苍白及出冷汗，甚至晕厥 ②心率＜60 次/分，律不齐，血压下降	①动作轻柔；扩宫缓慢 ②负压不宜过高 ③轻者数分钟消失；重者静脉注射阿托品 0.5mg	
子宫穿孔	①术中器械深入宫腔的深度超过探针测知的长度或超过妇检子宫应有的长度，且无到底感 ②腹痛剧烈，或内脏牵拉感等	①如穿孔小，无症状，宫内组织已刮净，可保守治疗，用缩宫剂及抗感染等药物 ②若穿孔较大，或出血较多，症状明显者，立即行子宫修补术，或剖腹探查	
人流不全	①术后阴道流血超过 10 日，淋漓不尽，或出血过多 ②术后 2 周尿 HCG（＋）；或血 β-HCG 未降至正常水平 ③B 超检查示宫腔内有组织物残留	①阴道大量流血伴失血性休克时，应先抗休克抢救，情况好转后再行刮宫 ②若宫腔残留物较大时，应及时行清宫术 ③伴感染者应予抗生素治疗	
宫腔或宫颈管粘连	①术后闭经或月经过少，且周期性下腹胀痛，肛门坠胀感 ②妇检子宫稍大，压痛明显，宫颈举痛，附件压痛，探针不能顺利进入宫腔，或进入后流出暗紫色血液 ③B 超探查可有宫腔积液 ④子宫碘油造影宫腔有狭窄，或充盈缺损，或根本无法显影	①正确选用吸管，避免负压过高 ②吸管进出宫颈口不带负压 ③操作轻柔，不要反复吸刮次数太多	①宫颈管粘连，扩张宫颈 ②宫腔粘连，宫腔镜下分离，并放置节育器以防再粘连，同时抗感染治疗
感染	①术后 2 周内出现下腹疼痛、发热、腰痛、阴道分泌物浑浊等症状 ②白细胞增高，中性粒细胞增高 ③妇检子宫体压痛，双附件增厚，或有包块，压痛明显	①有炎症者需抗感染治疗后方可手术 ②注意术中无菌操作 ③术后 1 个月禁性交及盆浴 ④术后预防性使用抗生素	治疗可参见盆腔炎章节

三、药物流产

目前最佳方案是<u>米非司酮配伍米索前列醇</u>药物。

1. 适应证

（1）<u>停经49 天内，正常宫内妊娠</u>，自愿要求药物终止妊娠的健康育龄妇女。

（2）具有人工流产高危因素者：宫颈坚硬及发育不全、生殖道畸形及严重骨盆畸形。

（3）多次人工流产史，对手术流产有恐惧和顾虑心理者。

（4）剖宫产术后半年内，哺乳期。

2. 禁忌证

（1）使用米非司酮的禁忌证　如肾上腺疾病，与甾体激素有关的肿瘤，糖尿病，肝肾功能异常，妊娠期皮肤瘙痒史，血液疾患，血管栓塞等病史。

（2）使用前列腺素类药物禁忌证　如二尖瓣狭窄、高血压、低血压、青光眼、哮喘、胃肠功能紊乱、癫痫、过敏体质、带器妊娠、宫外孕、贫血、妊娠剧吐等。长期服用抗结核、抗癫痫、抗抑郁、前列腺素生物合成抑制剂、巴比妥类药物、吸烟、嗜酒。

（3）过敏体质者。

（4）带器妊娠或疑宫外孕者。

（5）妊娠剧吐者。

（6）生殖器官急性炎症。

（7）距医疗单位较远而不能及时就诊者。

3. 用药方法

米非司酮150mg分2~3日口服，服完米非司酮后，次日加用米索前列醇0.6mg口服。

巩固与练习

一、单选题

1. 患者，女，21岁，停经8周，需终止妊娠，采用哪种方法
   A. 负压吸引术　　　　B. 钳刮术　　　　　C. 药物流产
   D. 催产素静脉点滴　　E. 天花粉肌内注射

2. 下列关于人工流产说法错误的是
   A. 重感冒期间可进行人工流产
   B. 生殖器官急性炎症期间不可进行人工流产

C. 妊娠 6～10 周人工流产者宜用负压吸引术

D. 妊娠 10～14 周者宜用钳刮术

E. 术后应检查吸出（刮出）物

3. 药物流产适应于停经（　　）天内，正常宫内妊娠，自愿要求药物终止妊娠的健康育龄妇女。

A. 30　　　　　　　　B. 35　　　　　　　　C. 49

D. 50　　　　　　　　E. 90

二、多选题

下列哪项是人流并发症（　　　）

A. 人流综合征　　　B. 子宫穿孔　　　C. 人流不全

D. 宫腔或宫颈管粘连　E. 感染

三、填空题

1. 药物流产目前最佳方案是＿＿＿＿＿＿＿＿。

2. 人工流产综合征发生的主要原因是＿＿＿＿。

3. 为防止人流综合征的发生手术过程中应＿＿＿＿。

4. 人流术中或术后出现头晕、恶心、呕吐、面色苍白及出冷汗，甚至晕厥抽搐；HR＜60 次/分，律不齐，血压下降者称＿＿＿＿；处理可用＿＿＿＿静脉注射。

四、简答题

药物流产的适应证、禁忌证。

参考答案

一、单选题

1. A　2. A　3. C

二、多选题

ABCDE

三、填空题

1. 米非司酮配伍米索前列醇药物

2. 引起迷走神经反应

3. 动作轻柔，扩宫缓慢；负压不宜过高；重者静脉注射阿托品 0.5mg

4. 人流综合征；阿托品 0.5mg

四、简答题

略。

第三节　经腹输卵管结扎术

【考点重点点拨】

经腹输卵管结扎术的适应证、禁忌证。

一、适应证

（1）已婚妇女，夫妇双方自愿绝育者。

（2）由于疾病因素，不宜生育者。

二、禁忌证

（1）全身性急性感染性疾病、急慢性盆腔炎、腹壁皮肤感染等。

（2）全身状况不佳，不能胜任手术者。

（3）严重的神经官能症或对绝育手术有顾虑者。

（4）24 小时内体温 2 次高于 37.5℃。

三、手术时间

（1）非孕妇女以月经干净后 3~4 天为宜。

（2）人工流产或取环后立即进行。

（3）剖宫取胎及其他腹部手术时同时进行。

（4）正常分娩或中孕引产后 1 日以上。

（5）产后、流产后月经尚未复潮时必须排除妊娠后施行。

四、手术步骤与方法

最常用的方法为抽芯包埋法：切开输卵管浆膜层，剥出输卵管管芯切除 2cm 长，近端结扎并包埋于浆膜内，远端结扎留于浆膜外。

巩固与练习

一、单选题

1. 经腹输卵管结扎术的合适时间是(　　)
   - A. 非孕妇女以月经干净后 3～4 天
   - B. 人流术后 20 天
   - C. 取环术后 1 个月
   - D. 中孕引产当日
   - E. 剖宫产后半年

2. 下列可进行经腹输卵管结扎术的是(　　)
   - A. 24 小时内体温两次高于 37.5℃
   - B. 急、慢性盆腔炎患者
   - C. 人工流产术后
   - D. 绝育手术有顾虑者
   - E. 腹壁皮肤感染者

二、填空题

经腹输卵管结扎术最常用的方法为_____。

三、名词解释

抽芯包埋法

四、简答题

经腹输卵管结扎术的适应证、禁忌证。

参考答案

一、单选题

1. A　2. C

二、填空题

抽芯包埋法

三、名词解释

抽芯包埋法：切开输卵管浆膜层，剥出输卵管管芯切除 2cm 长，近端结扎并包埋于浆膜内，远端结扎留于浆膜外。

四、简答题

略。

第四节　节育措施常见不良反应的中医药治疗

【考点重点点拨】

1. 宫环出血的定义、辨证论治。
2. 流产术后出血的定义、辨证论治。

一、宫环出血

（一）概念

育龄妇女放置节育器后，节育器位置正常，而出现以经期延长或月经过多、非经期阴道流血等异常子宫出血为主症的疾病。

（二）病因病机

$$\left.\begin{array}{l}\text{肝郁血瘀}\\ \text{阴虚血瘀}\\ \text{气虚血瘀}\\ \text{瘀热互结}\end{array}\right\}\begin{array}{l}\text{胞脉瘀阻}\\ \text{血不归经}\end{array}\to\text{宫环出血}$$

（三）诊断要点

（1）病史　健康育龄妇女有宫内节育器避孕史。

（2）临床表现　月经失调，如经期的出血量明显多于以往，或月经持续的天数延长达 7 天以上，或非经期少量阴道流血。

（3）检查

①妇科检查：内外生殖器无器质性病变。

②辅助检查：B 超或腹部透视检查节育器位置正常。

（四）辨证论治

1. 辨证分型

证型	主要症状	伴随症状	舌象	脉象
肝郁血瘀	放环后出现经行时间延长或经量多，色暗红，有血块或经行不畅	胸胁乳房胀痛等	舌暗红，苔薄	弦涩
阴虚血瘀		潮热颧红，手足心热	舌红，苔少	细数
气虚血瘀		神疲肢倦，气短懒言	舌淡，苔薄	缓弱
瘀热互结		心烦口渴，或伴发热	舌红，苔薄	弦数

2. 分型论治

证型	治法	代表方
肝郁血瘀	理气化瘀止血	四草止血汤
阴虚血瘀	滋阴化瘀止血	二至丸
气虚血瘀	益气化瘀止血	举元煎合失笑散
瘀热互结	凉血化瘀止血	清经散

（五）转归与预后

经积极治疗多数可痊愈，少数无效者，宜取出宫内节育器，采用其他方法避孕。

二、流产术后出血

（一）概念

人工流产或药物流产后阴道流血超过 10 日，淋沥不尽，或出血过多，或流血停止后又有多量阴道流血者。

（二）病因病机

瘀阻子宫→血不归经
气血两虚→冲任失固 }→出血
湿热壅滞→热扰冲任

（三）诊断要点

（1）病史　近期有人流或药流史。

（2）临床表现

①术后阴道流血超过10日，淋沥不尽。

②或出血过多。

③或流血停止后又有多量阴道流血者。

（3）检查

妇科检查：子宫体软，较正常稍大，宫颈口松，甚至可见残留组织。

辅助检查：①术后2周尿HCG（＋）。②或血β-HCG未降至正常水平。

（四）急诊处理

（1）流产后阴道大量流血伴失血性休克时，应先抗休克抢救。

（2）若为不全流产且宫腔残留物较大时，应及时行清宫术。

（3）伴有急性感染者应给予抗生素治疗。

（五）辨证论治

1. 辨证分型

证型	阴道出血情况			兼症	舌象	脉象
	量	色	质			
瘀阻子宫	时多时少，或淋沥不尽	紫黑	有血块	小腹阵痛，腰骶酸痛，口渴不欲饮	舌质紫黯	细涩
气血两虚	多，或淋沥不尽	淡红或稍黯	稀	小腹坠胀，或腰痛，神疲乏力	舌淡红，有齿痕	细无力
湿热壅滞	时多时少	紫黯如败酱	黏腻	小腹作痛，腰酸下坠，纳呆口腻，小便黄少	舌质红或有紫点，苔黄腻	细数无力

2. 分型论治

证型	治法	代表方
瘀阻子宫	化瘀固冲止血	生化汤
气血两虚	益气养血，固冲止血	归脾汤
湿热壅滞	清利湿热，化瘀止血	五味消毒饮

（六）转归与预后

经积极治疗，多可治愈；湿热壅滞者，邪热之毒迁延日久，常遗留腰腹部疼痛，严重者致不孕。

（七）预防与调摄

（1）坚持合理避孕。

（2）保持外阴清洁，术后1个月禁止性交、盆浴及游泳。

巩固与练习

一、单选题

1. 患者，女，34岁，放置宫内节育器后，出现经行时间延长或经量多，色暗红，有血块或经行不畅。胸胁乳房胀痛等，舌暗红，苔薄，脉弦涩。最佳选方为（　　）

    A. 四草止血汤　　　　B. 逍遥散　　　　　C. 少腹逐瘀汤

    D. 加味四物汤　　　　E. 越鞠丸

2. 流产术后出血气血两虚型的最佳选方是（　　　）

    A. 补中益气汤　　　　B. 八珍汤　　　　　C. 泰山磐石散

    D. 固冲汤　　　　　　E. 归脾汤

3. 宫环出血的主要病因是（　　）

    A. 肾虚　　　　　　　B. 气虚　　　　　　C. 血瘀

    D. 血热　　　　　　　E. 宫寒

二、多选题

宫环出血的临床分型有（　　　）

    A. 肝郁血瘀　　　　　B. 阴虚血瘀　　　　C. 气虚血瘀

D. 瘀热互结　　　　　E. 脾肾阳虚

三、填空题

1. 举元煎的药物组成_____。
2. 清经散的药物组成_____。

四、名词解释

1. 宫环出血
2. 流产术后出血

五、简答题

简述流产术后出血的临床分型、治法、方药。

参考答案

一、单选题

1. A　2. E　3. C

二、多选题

ABCD

三、填空题

1. 人参、炙黄芪、炙甘草、升麻、白术
2. 牡丹皮、地骨皮、白芍、熟地、青蒿、茯苓、黄柏

四、名词解释

1. 宫环出血：育龄妇女放置节育器后，节育器位置正常，而出现以经期延长或月经过多、非经期阴道流血等异常子宫出血为主症的疾病。

2. 流产术后出血：人工流产或药物流产后阴道流血超过10日，淋沥不尽，或出血过多，或流血停止后又有多量阴道流血者。

五、简答题

略。

附　论

第一章　女性生殖系统解剖

【考点重点点拨】

1. 骨盆的组成、分界及其功能。
2. 外生殖器的组成。
3. 内生殖器的组成及其各自的功能。
4. 子宫韧带组成及其功能。

第一节　内生殖器

一、内生殖器的位置

位于骨盆内。

二、内生殖器的组成

包括阴道、子宫、输卵管及卵巢,后二者合称为子宫附件。

组成	位置	解剖结构特点	组织结构	生理功能
阴道	①位于真骨盆下部的中央 ②前壁与膀胱和尿道相邻;后壁与直肠贴近	阴道穹隆,分前、后、左、右穹隆,其中后穹隆最深,与盆腔最低部位的直肠子宫陷凹相邻	①其壁由黏膜、肌层和纤维构成 ②黏膜受性激素影响有周期性变化	①性交器官 ②月经血排出的通道 ③胎儿娩出的通道

续表

组成		位置	解剖结构特点	组织结构	生理功能
子宫		①呈倒置的梨形 ②前为膀胱,后为直肠 ③站立时:子宫底部位于骨盆入口平面稍下;子宫颈外口接近坐骨棘水平;呈前倾前屈位	①分子宫体和子宫颈 ②宫体与宫颈的比例:婴儿期为1:2;成人期为2:1	①子宫内膜:功能层（表面2/3,呈周期性变化)、基底层 ②子宫肌层 ③子宫浆膜层	①从青春期到更年期,子宫内膜受卵巢激素的影响,有周期性改变并产生月经 ②性交时,子宫为精子到达输卵管的通道 ③孕育胚胎、胎儿的场所 ④分娩时,子宫收缩使胎儿及其附属物娩出
附件	输卵管	①一对细长管状器官 ②内侧与子宫角相连,外端游离,靠近卵巢	分间质部、峡部、壶腹部、伞部4部	①分3层:浆膜层、平滑肌层、黏膜层 ②其生理活动受激素影响而有周期性变化	①输卵管为卵子与精子相遇受精的场所 ②受精卵向子宫腔运行的通道
	卵巢	①呈扁椭圆形 ②位于子宫两侧,输卵管的后下方 ③内侧以卵巢固有韧带与子宫相连,外侧以骨盆漏斗韧带与盆壁相连		①表层为生发上皮、白膜 ②内层为实质,分皮质、髓质	①一对性腺 ②产生卵子、性激素

三、子宫韧带

（1）圆韧带　使子宫保持<u>前倾</u>位置。

（2）阔韧带　限制子宫向两侧倾倒。

（3）主韧带　固定宫颈位置的重要组织。

（4）宫骶韧带　间接保持子宫于<u>前倾</u>位置。

第二节　外生殖器

一、定义

女性外生殖器是指生殖器官的外露部分，又称外阴，为两股内侧从耻骨联合至会阴之间的区域。

二、外生殖器的组成

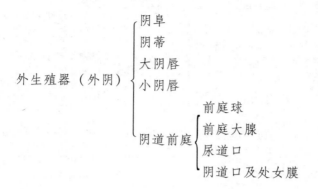

外生殖器（外阴）
- 阴阜
- 阴蒂
- 大阴唇
- 小阴唇
- 阴道前庭
  - 前庭球
  - 前庭大腺
  - 尿道口
  - 阴道口及处女膜

第三节　女性生殖器邻近器官及血管、淋巴、神经

一、邻近器官

邻近器官有尿道、膀胱、输尿管、直肠、阑尾。

二、血管、淋巴、神经

略。

第四节　骨盆、骨盆底的结构

一、骨盆的组成

骨盆组成	主要部分	骨盆功能
骨骼	骶骨，尾骨，髋骨	胎儿娩出时的通道
关节	耻骨联合，骶髂关节，骶尾关节	
韧带	骶结节韧带，骶棘韧带	

二、骨盆的分界

骨盆分界线：以耻骨联合上缘，两侧髂耻缘，骶岬上缘为界。

骨盆分部	范围	临床意义
大骨盆 （假骨盆）	①骨盆分界线之上，腹腔的一部分 ②前为腹壁下部，两侧为髂骨翼，后为第 5 腰椎	测量其径线对了解真骨盆有参考作用
小骨盆 （真骨盆）	①骨盆分界线之下，即骨产道 ②前为耻骨联合，耻骨弓；两侧为坐骨、坐骨棘、骶棘韧带；后为尾骨、骶骨	胎儿娩出的通道

三、骨盆底

范围	分层	临床功能和意义
①前面为耻骨联合 ②后面为尾骨尖 ③两侧为耻骨降支、坐骨升支及坐骨结节	①外层：浅层筋膜与肌肉 ②中层：泌尿生殖膈 ③内层：盆膈，由肛提肌及筋膜组成	①承载盆腔脏器并保持其正常位置 ②盆底结构功能异常，引起脏器脱垂，分娩障碍 ③分娩保护不当，造成盆底损伤

巩固与练习

一、单选题

1. 不属于外生殖器官的是(　　)

 A. 阴阜   B. 阴蒂   C. 阴道前庭

 D. 大阴唇   E. 阴道

2. 育龄期宫体与宫颈的比例为(　　)

 A. 1 : 1   B. 1 : 2   C. 1 : 3

 D. 3 : 1   E. 2 : 1

3. 从一侧宫角开始，输卵管按顺序分成 4 个部分，下面哪项是对的(　　)

 A. 间质部 - 壶腹部 - 峡部 - 伞部

 B. 壶腹部 - 峡部 - 间质部 - 伞部

C. 峡部 – 间质部 – 壶腹部 – 伞部

D. 间质部 – 峡部 – 壶腹部 – 伞部

二、多选题

1. 保持子宫前倾的韧带有（　　　）

A. 圆韧带 　　　B. 阔韧带 　　　C. 主韧带

D. 宫骶韧带 　　E. 骶棘韧带

2. 输卵管由哪几部分组成（　　　）

A. 间质部 　　　B. 峡部 　　　　C. 壶腹部

D. 伞部 　　　　E. 穹窿部

3. 内生殖器官包括（　　）

A. 子宫 　　　　B. 输卵管 　　　C. 卵巢

D. 阴道 　　　　E. 阴阜

参考答案

一、单选题

1. E　2. E　3. D

二、多选题

1. AD　2. ABCD　3. ABCD

第二章　女性生殖系统生理

【考点重点点拨】

1. 雌激素和孕激素的生理作用。
2. 女性生殖器官的周期性变化，主要是卵巢及子宫内膜。
3. 卵巢的两大功能。
4. 女性性腺轴的相互关系。

第一节　卵巢的功能及周期性变化

一、卵巢的功能及周期性变化

（1）**卵巢的功能**　两大功能：①生殖功能；②内分泌功能。

（2）卵巢的周期性变化，见第二节表格。

二、卵巢分泌的激素及其生理作用

（1）**卵巢分泌的激素**　雌激素；孕激素；雄激素。

（2）卵巢分泌激素的生理作用

生理作用		雌激素	孕激素
协同作用		促进生殖器、乳房发育（孕激素起作用需以雌激素为基础，在已有雌激素影响的基础上，促进乳腺腺泡发育成熟）	
拮抗作用	卵巢	促使卵泡发育	抑制颗粒细胞增殖
	输卵管	促进发育及分泌活动，加强收缩	抑制收缩和纤毛的活动
	子宫	①使子宫肌层增厚，收缩力增强；对催产素敏感性增加 ②使子宫内膜增生	①使子宫肌松弛；降低妊娠子宫对催产素的敏感性 ②使增生期转为分泌期

续表

生理作用		雌激素	孕激素
拮抗作用	宫颈	使宫颈口松弛，黏液增多变稀，拉丝度增大，出现羊齿状结晶	使宫颈口闭合，黏液量减少、变稠，出现椭圆体
	阴道上皮	使阴道上皮细胞增生、角化，增加细胞内糖原含量，阴道酸性自净	使阴道上皮脱落
	下丘脑、垂体	正、负反馈调节	负反馈调节
	代谢	促进水钠潴留	促进水钠的排泄
其他作用		降脂，防止高血压和冠脉硬化促进骨中钙的沉积；皮肤色素沉着	促进蛋白分解升温作用

第二节 子宫内膜及生殖器其他部位的周期性变化

*卵巢的周期性变化使子宫内膜及生殖器其他部位发生支持生殖的周期性变化。

生殖器官	周期性变化			
	经后期	排卵期	经前期	行经期
卵巢	卵泡期:卵泡发育及成熟 ①每一月经周期一般只有一个卵泡发育成熟并排卵 ②分泌雌激素随之增加，在排卵前达高峰	排卵期:排卵(下次月经来潮的前14日左右)	黄体期:黄体形成和退化 随黄体成熟，雌激素和孕激素增加并达高峰	
子宫内膜	增生期:分早、中、晚期		分泌期:分早、中、晚期	月经期:子宫内膜坏死、脱落，与血液相混排出形成月经
宫颈黏液	卵泡期: ①宫颈黏液分泌量逐渐增多、变稀 ②出现不典型羊齿状结晶	排卵期: ①宫颈黏液分泌量多，宫颈黏液拉丝度在10cm以上 ②出现典型的羊齿状结晶	黄体期: ①宫颈黏液分泌量减少、变稠 ②月经周期第22天无羊齿状结晶，成为椭圆体	

续表

生殖器官	周期性变化			
	经后期	排卵期	经前期	行经期
阴道黏膜	①雌激素影响下阴道上皮细胞增生、角化②细胞内糖原丰富,阴道保持酸性环境		孕激素作用下阴道上皮表层细胞脱落	
输卵管	节律性收缩活动增强		肌层松弛	

第三节　下丘脑－垂体－卵巢轴的相互关系

一、性周期

性成熟后，由于卵巢的周期性变化使其他生殖器官也发生相应的周期性变化，这种周期性变化称为性周期，也称月经周期。

二、月经周期调节的主要环节

下丘脑－垂体－卵巢轴（HPOA），又称女性性腺轴。下丘脑，垂体分泌的女性激素及其生理作用，见下表。

女性激素的生理作用

激素名称	产生器官	功能
促性腺激素释放激素（Gn－RH），包括卵泡刺激释放激素（FSH－RH）和黄体生成释放激素（LH－RH）	下丘脑	刺激垂体激素（FSH、LH）的分泌
卵泡刺激素（FSH）	垂体	①促使卵泡发育、成熟，产生雌激素②促使卵泡细胞合成 LH 受体③与 LH 协同促使排卵
黄体生成激素（LH）	垂体	①LH 峰导致成熟卵泡排卵②促使黄体形成③作用于黄体细胞产生孕激素
催乳激素（PRL）	垂体	①促进乳房发育和乳汁分泌②对抗促性腺激素，影响排卵和黄体功能

三、反馈作用

卵巢性激素对下丘脑 – 垂体分泌活动的调节作用。
①正反馈：使下丘脑兴奋，分泌性激素增多。
②负反馈：使下丘脑抑制，分泌性激素减少。
大量雌激素：负反馈 FSH – RH；正反馈 LH – RH。
大量孕激素：负反馈 LH – RH。

四、下丘脑 – 垂体 – 卵巢轴的相互关系

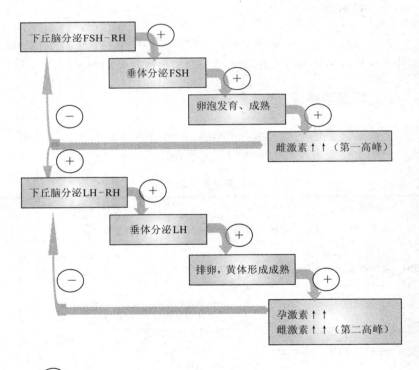

巩固与练习

一、单选题

1. 排卵后使基础体温升高的激素是（　　）
   A. 雌激素　　　　　　　B. 孕激素　　　　　　　C. 雄激素
   D. 催乳素　　　　　　　E. 黄体生成素
2. 排卵期一般是在（　　）
   A. 月经干净后第 14 天左右　　　　B. 月经干净后第 16 天左右
   C. 月经来潮后第 14 天左右　　　　D. 月经来潮前第 14 天左右
   E. 月经来潮前第 16 天左右
3. 宫颈黏液出现典型的羊齿状结晶一般处于月经周期的（　　）
   A. 卵泡期　　　　　　　B. 排卵期　　　　　　　C. 黄体期
   D. 月经期　　　　　　　E. 以上都不是
4. 雌激素的生理作用不包括（　　）
   A. 使子宫内膜修复、增生
   B. 增加子宫平滑肌对催产素的敏感性
   C. 使宫颈口松弛，宫颈黏液分泌增加，质变稀薄
   D. 排卵后使基础体温升高 0.3～0.5℃
   E. 对下丘脑、垂体具有正、负反馈调节作用

二、多选题

1. 垂体分泌的激素包括（　　）
   A. 卵泡刺激素　　　　　B. 黄体生成素　　　　　C. 孕激素
   D. 雌激素　　　　　　　E. 促性腺激素释放激素
2. 卵巢分泌的激素包括（　　）
   A. 卵泡刺激素　　　　　B. 黄体生成素　　　　　C. 孕激素
   D. 雌激素　　　　　　　E. 雄激素

三、填空题

1. 卵巢的功能是_____。
2. 月经周期调节的主要环节是_____。

四、名词解释

性周期

五、简答题

1. 简述卵巢及子宫的周期性变化及生理功能。

2. 简述雌激素和孕激素的生理功能。

参考答案

一、单选题

1. B　2. D　3. B　4. D

二、多选题

1. AB　2. CDE

三、填空题

1. 生殖功能、内分泌功能。

2. 下丘脑－垂体－卵巢轴

四、名词解释

性周期：性成熟后，由于卵巢的周期性变化使其他生殖器官也发生相应的周期性变化，这种周期性变化称为性周期，也称月经周期。

五、简答题

略。

第三章 妊娠生理

【考点重点点拨】

1. 受精的定义。
2. 胎儿附属物及其功能。
3. 妊娠期母体生殖系统的变化。

第一节 胚胎形成与胎儿发育

胚胎形成
- 受精卵着床
  - 精子在子宫腔和输卵管获能
    ↓
  - 受精：精子与卵子结合的过程
  - 精子与卵子在输卵管壶腹部与峡部结合成受精卵
    - 受精卵一边向宫腔输送一边发生卵裂
      ↓
  - 受精后4天，早期裹胚进入宫腔
    ↓
  - 受精5~6天，晚期裹胚透明带消失后着床（经过定位、黏着和穿透3个阶段）

胎儿发育
- ①妊娠8周前的胎体称胚胎。8周末的胚胎已初具人形
- ②自妊娠9周开始，直至分娩前称胎儿
- ③4周为一孕龄单位阐述胚胎及胎儿发育的特征

第二节　胎儿附属物的形成和功能

胎儿附属物	功能
胎盘	1. 代谢功能 ①气体交换 ②营养物质供应和排出废物 2. 防御和免疫功能 3. 内分泌功能：胎盘能合成多种激素、酶及细胞因子，对维持妊娠起着重要作用，如 HCG、HPL、$PS\beta_1 G$、E2、P 等
胎膜	在分娩发动上有一定作用
脐带	母体与胎儿进行气体交换、营养物质供应和代谢产物排出的重要通道
羊水	①保护胎儿：防止胎体畸形及胎肢粘连；有利于胎儿体液平衡；恒温；避免子宫肌壁或胎儿对脐带直接压迫所致的胎儿窒迫，临产后可使宫腔内压力分布均匀，避免胎儿局部受压 ②保护母体：减轻因胎动所致的母体不适感觉；临产后前羊水囊可扩张子宫颈及阴道；破膜后羊水对产道起润滑作用，同时可冲洗产道减少感染机会

第三节　妊娠期母体的变化

各大系统			变化
生殖系统	子宫（变化最明显）	宫体	①逐渐增大变软 ②宫腔容量非孕时约5ml，至妊娠足月约5000ml，增加1000倍 ③子宫重量非孕时约50g，至妊娠足月约1000g，约为非孕20倍
		子宫峡部	①位于宫体与宫颈之间的最狭窄部位，非孕时长约0.8～1cm ②妊娠后变软，妊娠10周时明显变软 ③妊娠12周以后，子宫峡部逐渐伸展拉长变薄，扩展为宫腔的一部分 ④临产后可伸展至7～10cm，形成子宫下段
		宫颈	①妊娠后呈紫蓝色，质地变软 ②宫颈管内腺体肥大，宫颈黏液增多，形成黏液栓，质黏稠，可保护宫腔免受外来感染侵袭 ③近临产时，宫颈管变短并轻度扩张

续表

各大系统			变化
生殖系统	卵巢		①略增大,无排卵 ②一侧卵巢可见妊娠黄体,妊娠黄体于妊娠10周前产生雌、孕激素 ③妊娠10周后胎盘取代了妊娠黄体的功能,黄体于妊娠3~4个月时开始萎缩
	输卵管		①妊娠期伸长,但肌层未增厚 ②有时黏膜出现蜕膜样改变
	阴道		①阴道肌层肥厚,黏膜增厚,外观呈紫蓝色;阴道皱襞增多 ②阴道脱落细胞增加,分泌物量多呈白糊状 ③阴道pH降低,对防止感染起一定的作用
	外阴		外阴皮肤增厚,大小阴唇色素沉着
乳房			①妊娠早期孕妇自觉乳房发胀或有刺痛感,乳房增大,充血明显,皮肤下浅静脉清晰 ②乳头增大易勃起,因有色素沉着而呈黑褐色 ③乳晕也变黑,乳晕外围可见蒙氏结节,是由皮脂腺肥大形成的散在的结节状小隆起 ④妊娠末期,尤其在接近分娩时挤压乳房,可有数滴淡黄色稀薄液体溢出,称初乳
血液循环系统	血液	血容量	于妊娠6~8周开始增加,至妊娠32~34周达高峰,约增加40%~45%,平均约增加1450ml。其中血浆约增加1000ml,红细胞容量增加约450ml,血浆增加多于红细胞增加,血液稀释
		血液成分	①红细胞:网织红细胞轻度增多。由于血液稀释,红细胞计数由未孕时的 $4.2 \times 10^{12}/L$ 降到 $3.6 \times 10^{12}/L$,血红蛋白值从未孕时的130g/L 降到110g/L,血细胞比积从未孕时 $0.38 \sim 0.47$ 降到 $0.31 \sim 0.34$ ②白细胞:于妊娠7~8周开始增加,至妊娠30周达高峰,约为 $5 \times 10^9/L \sim 12 \times 10^9/L$,甚至可达 $14 \times 10^9/L \sim 16 \times 10^9/L$。主要为中性粒细胞增加,淋巴细胞增加不多,单核细胞和嗜酸粒细胞几乎无增加 ③凝血因子:妊娠期血液处于高凝状态 ④血浆蛋白:血浆蛋白降低,妊娠中期约为 $60 \sim 65g/L$,主要是白蛋白减少,约 $35g/L$,以后持续此水平直至分娩
	循环系统	心脏	①心脏容量在妊娠末期比妊娠早期增加10% ②心率于妊娠晚期增加10~15次/分钟。多数孕妇在心尖部可闻及Ⅰ~Ⅱ级柔和的吹风样收缩期杂音
		心排出量	于妊娠8~10周开始增加,至妊娠32周达到高峰,左侧卧位时心排出量约较未孕时增加约30%
		血压	①一般收缩压无变化,舒张压轻度降低,脉压略增大 ②孕妇坐位时血压高于卧位时血压 ③妊娠时上肢静脉压无明显变化 ④孕晚期下肢静脉压升高,孕妇容易出现下肢、外阴静脉曲张及痔 ⑤孕妇仰卧位低血压综合征:孕妇如长时间处于仰卧位姿势,引起回心血量减少,心排出量也减少,可导致血压下降

续表

各大系统	变化
泌尿系统	①妊娠期肾脏略增大 ②肾血浆流量(RPF)比非孕时增加约35%,肾小球滤过率(GFR)约增加50%。尿素、肌酐、肌酸等排泄增加,其血浆浓度低于未孕妇女 ③由于GFR增加,超过了肾小管的再吸收能力,约15%的孕妇饭后可出现糖尿 ④孕妇易患急性肾盂肾炎,以右侧多见
消化系统	①妊娠期间受大量雌激素影响,牙龈充血、水肿、肥厚,易出血,分娩后即消失。牙齿易松动出现龋齿 ②妊娠期间,胃肠平滑肌张力降低,贲门扩约肌松弛,胃内酸性内容物反流至食管下部产生"烧心"感。胃酸及胃蛋白酶分泌量减少。胃排空时间延长,易出现上腹部饱满感,因此孕妇应避免饱餐 ③肠蠕动减弱,粪便在大肠停留时间延长,出现便秘,易引发或加重痔疮 ④肝脏及肝功能无明显改变。胆囊排空时间延长,胆道平滑肌松弛,胆汁淤积,易诱发胆石病
呼吸系统	①有过度通气现象 ②妊娠晚期以胸式呼吸为主,呼吸较深
内分泌系统	①垂体:妊娠期垂体增大明显。FSH、LH分泌减少。催乳激素从妊娠7周开始增多,至足月分娩前达高峰约150μg/L,是未孕时的20倍。分娩后若不哺乳,于产后3周可降到未孕时水平;若哺乳,则于产后80~100天甚至更长的时间降到未孕时水平 ②甲状腺:妊娠期间甲状腺均匀性增大,约比未孕时增大65%,但游离甲状腺激素并未增加,因此孕妇通常无甲状腺功能亢进表现 孕妇与胎儿体内的促甲状腺激素(TSH)均不能通过胎盘 ③肾上腺皮质:妊娠期由于大量雌激素的影响,肾上腺皮质醇增加
新陈代谢	①体重:妊娠12周前无明显变化,妊娠13周起体重平均每周增加350g,如果每周超过500g要注意隐性水肿。至妊娠足月时体重平均增加12.5kg ②碳水化合物代谢:妊娠期间,空腹血糖略低,饭后血糖高,胰岛素值高以保证餐后对胎儿葡萄糖的持续供应 ③脂肪代谢:妊娠期间脂肪储备增多 ④蛋白质代谢:呈正氮平衡状态 ⑤水代谢:妊娠期间液体潴留增加 ⑥矿物质代谢:胎儿生长需要大量的钙、磷、铁。胎儿骨骼的发育最需要的是钙,绝大部分是妊娠最后2个月内累积,至少应于妊娠最后3个月补充维生素D及钙;妊娠期还要补充足够量的铁剂,以满足母儿造血的需要
皮肤及其他	①皮肤的变化:孕妇乳头、乳晕、腹白线、外阴等处出现色素沉着。孕妇颜面部出现黄褐斑,并累及眶周、前额、上唇和鼻部,边缘较明显,于产后逐渐消退 孕妇腹壁皮肤出现紫色或淡红色不规则平行弧凹陷的裂纹,称妊娠纹,见于初产妇。产后妊娠纹渐变成银白色,持久不消退 ②毛发的改变:极少数阴毛、腋毛增多、增粗 ③骨骼、关节及韧带的变化:妊娠期间骨骼一般无明显改变,但如果生育过多、过频,又缺乏维生素D及钙时,可发生骨质疏松症

巩固与练习

一、单选题

1. 妊娠期母体的变化最大的器官是（　　　）
   - A. 卵巢
   - B. 子宫
   - C. 输卵管
   - D. 乳房
   - E. 皮肤

2. （　　　）为一孕龄单位阐述胚胎及胎儿发育的特征。
   - A. 2 周
   - B. 3 周
   - C. 4 周
   - D. 5 周
   - E. 6 周

3. 正常胎心率为每分钟（　　）
   - A. 80～100 次
   - B. 100～140 次
   - C. 120～160 次
   - D. 140～180 次

二、多选题

胎儿附属物包括（　　　）
- A. 胎盘
- B. 胎膜
- C. 脐带
- D. 羊水
- E. 蜕膜

三、名词解释

受精

四、简答题

胎盘的生理功能是什么？

参考答案

一、单选题

1. B　2. C　3. C

二、多选题

ABCD

三、名词解释

受精：精子与卵子结合的过程。

四、简答题

略。

第四章　正常分娩

【考点重点点拨】

1. 分娩的定义。
2. 决定分娩的四大因素。
3. 枕先露的分娩机制过程。
4. 临产开始的标志。
5. 产程的三大阶段。

一、关于分娩的概念

妊娠满 28 周及以后的胎儿及其附属物，从临产发动至从母体全部娩出过程，称为分娩。

概念	含义
早产	妊娠满 28 周至不满 37 足周间分娩
足月产	妊娠满 37 周至不满 42 足周间分娩
过期产	妊娠满 42 周及其后分娩
正常分娩	决定分娩的四因素是产力、产道、胎儿及精神因素。若四因素均正常并能相互适应，胎儿顺利经阴道自然娩出，为正常分娩

二、决定分娩的四因素

决定分娩因素	组成
产力（将胎儿及其附属物从子宫内逼出的力量）	①子宫收缩力，是促进分娩的主要力量。它的特点是节律性（是临产的重要标志之一）、对称性和极性、缩复作用 ②腹肌及膈肌收缩力 ③肛提肌收缩力
产道（胎儿娩出的通道）	①骨产道：真骨盆，是产道的重要部分 ②软产道：子宫下段、宫颈、阴道、骨盆底软组织构成的管道
胎儿	胎儿大小、胎位及有无畸形
精神因素	

三、枕先露的分娩机制

（1）定义　分娩机制指胎儿先露部随着骨盆各平面的不同形态，被动地进行一系列适应性转动，以其最小径线通过产道的全过程。

（2）枕先露的分娩机制

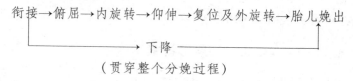

衔接→俯屈→内旋转→仰伸→复位及外旋转→胎儿娩出

→下降

（贯穿整个分娩过程）

四、分娩的临床过程

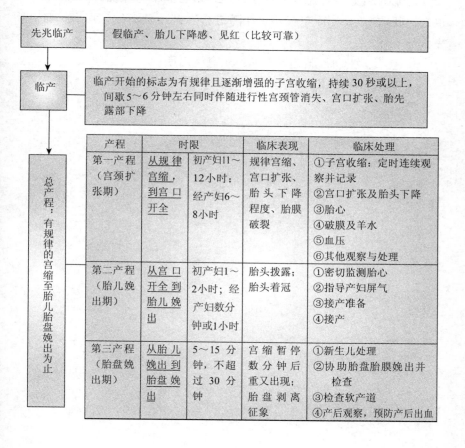

先兆临产	假临产、胎儿下降感、见红（比较可靠）

临产	临产开始的标志为有规律且逐渐增强的子宫收缩，持续30秒或以上，间歇5～6分钟左右同时伴随进行性宫颈管消失、宫口扩张、胎先露部下降

	产程	时限	临床表现	临床处理
总产程：有规律的宫缩至胎儿胎盘娩出为止	第一产程（宫颈扩张期）	从规律宫缩，到宫口开全 初产妇11～12小时；经产妇6～8小时	规律宫缩、宫口扩张、胎头下降程度、胎膜破裂	①子宫收缩：定时连续观察并记录 ②宫口扩张及胎头下降 ③胎心 ④破膜及羊水 ⑤血压 ⑥其他观察与处理
	第二产程（胎儿娩出期）	从宫口开全到胎儿娩出 初产妇1～2小时；经产妇数分钟或1小时	胎头拨露；胎头着冠	①密切监测胎心 ②指导产妇屏气 ③接产准备 ④接产
	第三产程（胎盘娩出期）	从胎儿娩出到胎盘娩出 5～15分钟，不超过30分钟	宫缩暂停数分钟后重又出现；胎盘剥离征象	①新生儿处理 ②协助胎盘胎膜娩出并检查 ③检查软产道 ④产后观察，预防产后出血

巩固与练习

简答题

1. 决定分娩有哪些因素？

2. 临产开始的标志是什么？

3. 总产程分成哪 3 个阶段？

参考答案

1. 产力、产道、胎儿、精神因素。

2. 临产开始的标志为有规律且逐渐增强的子宫收缩，持续 30 秒或以上，间歇 5 ~ 6 分钟左右同时伴随进行性宫颈管消失、宫口扩张、胎先露部下降。

3. 宫颈扩张期、胎儿娩出期、胎盘娩出期。

第五章 妇产科检查与常用特殊检查

【考点重点点拨】

常见妇科实验室检查的临床意义。

一、妇科检查

又称盆腔检查，检查范围包括外阴、阴道、宫颈、宫体及附件。

二、产前检查

（一）产检次数

（1）妊娠 20~28 周期间平均每 4 周 1 次。

（2）妊娠 28~36 周期间平均每 2 周 1 次。

（3）自妊娠 36 周始每周 1 次。

（二）腹部检查

腹部四步触诊。

三、常见妇科实验室检查

检查项目	临床意义	检查方法	意义
妊娠试验［原理：利用孕妇尿液及血清中含有绒毛膜促性腺激素（HCG）的生物学或免疫学特点，检测受检者体内有无 HCG 的方法］	①诊断早孕 ②诊断滋养细胞疾病（疗效观察及随访） ③先兆流产预后监测 ④流产后胎盘残留判定 ⑤异位妊娠诊断、疗效观察	①免疫试验 ②放射免疫测定法 ③酶免疫测定法 ④化学发光法	①定性：阳性（＋）、阴性（－） ②定量：根据孕周来判定

续表

检查项目	临床意义	检查方法	意义
阴道分泌物检查	阴痒、白带多、阴道炎	①用棉拭子取阴道后穹隆分泌物检查②宫颈分泌物检查衣原体、支原体	①常规检查:假丝酵母菌、滴虫、淋球菌、清洁度②衣原体、支原体检测
阴道脱落细胞检查	间接了解卵巢功能及胎盘功能,协助诊断生殖器不同部位的恶性肿瘤及观察治疗效果	阴道侧壁上1/3段涂片(周期涂片)要求:动态连续观察	了解患者的卵巢功能及其动态变化,有助于诊断和正确处理闭经、功能失调性子宫出血等疾病,以及观察治疗效果
宫颈刮片检查	宫颈炎、防癌检查	取宫颈刮片在宫颈移行带区域旋转取得宫颈细胞	巴氏5级分类法Ⅰ级:正常Ⅱ级:炎症Ⅲ级:核异质,可疑癌Ⅳ级:高度可疑癌Ⅴ级:癌症
宫颈薄层液基细胞学检查TCT	宫颈防癌检查细胞学诊断为 AS-CUS、LSIL、HSIL者,宫颈癌前病变(CIN)及宫颈癌治疗后随访,均应做HPV检测	同上	TBS分类法,描述性诊断报告包括:(1)感染;(2)反应性和修复性改变;(3)鳞状上皮细胞异常:①不典型鳞状细胞,②低度鳞状上皮内病变(LSIL):宫颈上皮内瘤变CINⅠ级,③高度鳞状上皮内病变(HSIL):包括鳞状上皮细胞中、重不典型增生(即CINⅡ、CINⅢ)和原位癌,④鳞状细胞癌,(4)腺上皮细胞改变,(5)不能分类的癌细胞,(6)其他恶性肿瘤,(7)激素水平评估
人乳头状病毒检测(HPV - DNA检测)	宫颈防癌检查	采样器(特制毛刷)伸入宫颈管内,同一方法旋转三圈,停留十秒,取出采样器	高危型HPV病毒及分型,作为宫颈癌检查的重要指标
基础体温(BBT)测定	月经失调、不孕症	①单相型:无排卵②双相型:有排卵③妊娠:持续高温相达3周以上	①检查不孕原因,了解有无排卵及黄体功能②选择易孕期,指导避孕与受孕③协助诊断妊娠④协助诊断月经失调

续表

检查项目	临床意义	检查方法	意义
宫颈黏液检查	月经失调、不孕症	周期性检查正常月经周期中宫颈黏液结晶的变化、宫颈黏液量、拉丝度、质变化	①预测排卵期 ②诊断妊娠 ③估计早孕的预后 ④鉴别闭经的类型 ⑤诊断功能失调性子宫出血
宫颈活组织检查	宫颈溃疡、赘生物、触血、巴氏Ⅲ级以上刮片、宫颈特异性炎症	点切法（单点、多点）锥切法	宫颈炎、防癌检查
诊断性刮宫	适应于月经失调、不孕症、宫腔组织残留或子宫内膜脱落不全或疑有子宫内膜其他病变、围绝经期异常出血或疑有癌变者	使用刮匙刮取内膜送病理检查	①了解子宫内膜分期 ②了解子宫内膜病变性质
常用激素测定 雌激素 孕激素 雄激素 促性腺激素包括FSH、LH 催乳素（PRL）	月经失调、不孕症	空腹抽血检查；根据疾病选择在月经周期不同时间检查	①监测卵巢功能 ②监测胎儿－胎盘功能 ③协助判断闭经原因 ④监测排卵
输卵管通液术	不孕症、复通术后治疗性通水	①手感通液术 ②B超下通液术 ③腹腔镜下通液术 ④治疗性通液术 　时间：月经干净后3～7天，禁性生活	判断输卵管的通畅情况
穿刺术	腹水、异位妊娠	后穹隆穿刺，腹腔穿刺	腹腔内积液性质待查
超声波检查	盆腔包块；妊娠；腹痛等需要了解盆腔情况者		诊断肿瘤、妊娠及与妊娠有关的疾病，监测排卵

巩固与练习

一、单选题

1. 下面哪一项不是宫颈癌筛查常用方法（　　　）

    A. 宫颈细胞学检查　　　　　　　B. 阴道镜检查

    C. 超声波检查　　　　　　　　　D. 宫颈活组织检查

2. 输卵管造影术的最佳时间是(　　)

　　A. 月经来潮前 3~7 天　　　　　B. 月经来潮的 3~7 天

　　C. 月经干净后 3~7 天　　　　　D. 月经干净后 7~10 天

3. 从以下的基础体温表判断这位患者是何种问题(　　)

　　A. 黄体功能不全　　　　　　　B. 无排卵性功血

　　C. 黄体萎缩不全　　　　　　　D. 子宫内膜异位症

4. 从以下的基础体温表判断这位患者是何种问题(　　)

　　A. 黄体功能不全　　　　　　　B. 无排卵性功血

　　C. 黄体萎缩不全　　　　　　　D. 子宫内膜异位症

二、多选题

基础体温测定在临床上可用于(　　)

　　A. 指导避孕　　　　　B. 检查不孕原因　　　　　C. 协助诊断妊娠

　　D. 协助诊断月经失调　E. 指导受孕

三、填空题

1. 宫颈病变与宫颈癌的常用筛查方法有 _____ 、 _____ 、

_____ 、 _____ 。

2. 卵巢功能检查有 _____、_____、_____、_____、
_____、_____。

三、简答题

1. 比较基础体温测定、性激素测定、B 超检查在排卵监测和黄体功能评估中的作用。

2. 用于生殖道肿瘤检查的有哪几种方法。

参考答案

一、选择题

1. C　2. C　3. C　4. B　5. ABCDE

二、填空题

1. TCT、HPV – DNA、阴道镜、宫颈活组织检查

2. 基础体温测定（BBT）、阴道脱落细胞检查、宫颈黏液检查、性激素检查、B 超监测排卵、月经前 1～2 天或月经来潮 6 小时内子宫内膜活检。

三、简答题

略。

方剂索引

一 画

一贯煎（《续名医类案》） 北沙参 麦冬 地黄 当归 枸杞子 川楝子

二 画

二至丸（《医方集解》） 女贞子 旱莲草

二仙汤（《中医方剂临床手册》） 仙茅 仙灵脾 当归 巴戟天 黄柏 知母

八物汤（《医垒元戎》） 当归 芍药 川芎 熟地 川楝子 木香 槟榔 延胡索

八珍汤（《正体类要》） 当归 川芎 熟地 白芍 人参 茯苓 白术 炙甘草

人参养营汤（《太平惠民和剂局方》） 人参 黄芪 煨白术 茯苓 远志 陈皮 五味子 当归 白芍 熟地 桂心 炙甘草

人参升麻汤（《妇科玉尺》） 人参 升麻

三 画

上下相资汤（《石室秘录·燥症门》） 人参 沙参 玄参 麦冬 玉竹 五味子 熟地 山茱萸 车前子 牛膝

小营煎（《景岳全书·新方八阵·补阵》） 当归 熟地 芍药 山药 枸杞 炙甘草

小柴胡汤（《伤寒论》） 柴胡 黄芩 半夏 人参 炙甘草 生姜 大枣

下乳涌泉散（《清太医院配方》） 当归 川芎 天花粉 白芍

生地　柴胡　青皮　漏芦　桔梗　木通　白芷　通草　穿山甲　王不留行　甘草

大补元煎（《景岳全书·新方八阵·补阵》）　人参　山药　熟地　杜仲　当归　山茱萸　枸杞子　炙甘草

大黄牡丹汤（《金匮要略》）　大黄　丹皮　桃仁　冬瓜仁　芒硝

大黄䗪虫丸（《金匮要略》）　大黄　生地　桃仁　杏仁　白芍　甘草　黄芩　虻虫　水蛭　蛴螬　䗪虫　干漆

四　画

止带方（《世补斋·不谢方》）　茵陈　栀子　黄柏　丹皮　赤芍　牛膝　猪苓　泽泻　车前子　茯苓

内补丸（《女科切要》）　鹿茸　菟丝子　潼蒺藜　紫菀茸　黄芪　肉桂　桑螵蛸　肉苁蓉　制附子　茯神　白蒺藜

内补当归建中汤（《备急千金要方·妇人方》）　当归　芍药　甘草　桂心　生姜　大枣

分清饮（《中医妇科治疗学》）　栀子　茵陈　猪苓　茯苓　泽泻　木通　枳壳

木通散（《妇人大全良方·产后》）　木通　枳壳　槟榔　冬葵子　滑石　甘草

五味消毒饮（《医宗金鉴·外科心法要诀》）　蒲公英、金银花、野菊花、紫花地丁、紫背天葵

双柏散（经验方）　侧柏叶　大黄　黄柏　薄荷　泽兰

乌药汤（《兰室秘藏》）　当归　甘草　木香　乌药　香附

丹栀逍遥散（《内科摘要》）　丹皮　栀子　当归　白芍　柴胡　白术　茯苓　煨姜　薄荷　炙甘草

少腹逐瘀汤（《医林改错》）　小茴香　干姜　生蒲黄　五灵脂　延胡索　没药　当归　川芎　赤芍　肉桂

六味回阳饮（《景岳全书》）　人参　制附子　炮姜　炙甘草　熟地　当归

六君子汤（《太平惠民和剂局方》）　人参　白术　茯苓　陈皮

半夏　甘草

　　开郁种玉汤（《傅青主女科》）　　当归　白芍　白术　茯苓　丹皮
香附　花粉

　　长胎白术散（《叶氏女科证治》）　　炙白术　川芎　川椒　干地黄
炒阿胶　黄芪　当归　牡蛎　茯苓

　　化阴煎（《景岳全书》）　　生地黄　熟地黄　牛膝　猪苓　泽泻
黄柏　知母　绿豆　龙胆草　车前子

　　王氏清暑益气汤（《温热经纬》）　　西洋参　石斛　麦冬　黄连
竹叶　荷梗　知母　甘草　粳米　西瓜翠衣

　　天仙藤散（《校注妇人良方》）　　天仙藤　香附　陈皮　甘草　乌
药　生姜　紫苏　木瓜

　　牛黄清心丸（《痘疹世医心法》）　　牛黄　朱砂　生黄连　黄芩
栀子　郁金

　　丹溪痰湿方（《丹溪心法》）　　苍术　白术　半夏　茯苓　滑石
香附　川芎　当归

　　止抽散（湖北中医药大学附院验方）　　羚羊角　地龙　天竺黄
郁金　黄连　琥珀　胆南星

五　画

　　四乌贼骨一蘆茹丸（《素问·腹中论》）　　乌贼骨　茜草根

　　四君子汤（《太平惠民和剂局方》）　　人参　茯苓　白术　甘草

　　四二五合方（《刘奉五妇科经验》）　　当归　川芎　白芍　熟地
覆盆子　菟丝子　五味子　车前子　牛膝　枸杞子　仙茅　仙灵脾

　　加味四物汤（《医宗金鉴》）　　当归　川芎　生地　蒲黄　瞿麦
桃仁　牛膝　滑石　白芍　甘草梢　木香　木通

　　加味五苓散（《医宗金鉴》）　　黑栀子　赤茯苓　当归　黄芩　白
芍　甘草梢　生地　泽泻　车前子　木通　滑石

　　加减一阴煎（《景岳全书》）　　生地　芍药　麦冬　熟地　炙甘草
知母　地骨皮

　　加减苁蓉菟丝子丸（《中医妇科治疗学》）　　肉苁蓉　菟丝子　覆

盆子　桑寄生　枸杞　当归　熟地　焦艾叶

加味麦门冬汤（《医学衷中参西录》）　麦冬　人参　半夏　山药　白芍　丹参　甘草　桃仁　大枣

白术散（《全生指迷方》）　白术　茯苓　大腹皮　生姜皮　橘皮

白虎加人参汤（《伤寒论》）　石膏　知母　粳米　甘草　人参

生铁落饮（《医学心悟》）　天冬　麦冬　贝母　胆星　橘红　远志　连翘　茯苓　茯神　玄参　钩藤　丹参　辰砂　石菖蒲　生铁落

生脉散（《内外伤辨惑论》）　人参　麦冬　五味子

生化汤（《傅青主女科》）　当归　川芎　桃仁　炮姜　炙甘草　黄酒　童便

失笑散（《太平惠民和剂局方·治妇人诸疾》）　蒲黄　五灵脂

归肾丸（《景岳全书》）　熟地　山药　山茱萸　茯苓　当归　枸杞　杜仲　菟丝子

归脾汤（《校注妇人良方》）　人参　白术　黄芪　茯神　当归　远志　酸枣仁　木香　炙甘草　桂圆肉　生姜　大枣

平胃散（《太平惠民和剂局方》）　苍术　厚朴　陈皮　甘草

左归丸（《景岳全书》）　熟地　山药　枸杞　山茱萸　川牛膝　菟丝子　鹿胶　龟胶

右归丸（《景岳全书》）　熟地　山药　山茱萸　菟丝子　鹿角胶　当归　枸杞　杜仲　肉桂　附子

圣愈汤（《兰室秘藏》）　人参　黄芪　熟地　当归　川芎　白芍

半夏白术天麻汤（《医学心悟》）　半夏　白术　天麻　茯苓　橘红　甘草　生姜　大枣　蔓荆子

龙胆泻肝汤（《医宗金鉴》）　龙胆草　山栀　黄芩　车前子　木通　泽泻　生地　当归　甘草　柴胡

甘露消毒饮（《温热经纬》）　飞滑石　绵茵陈　黄芩　石菖蒲　川贝母　木通　藿香　射干　连翘　薄荷　白豆蔻

甘麦大枣汤（《金匮要略》）　炙甘草　小麦　大枣

玉屏风散（《世医得效方》）　黄芪　防风　白术

玉真散（《外科正宗》）　白芷　南星　天麻　羌活　防风　白

附子

　　正气天香散（《证治准绳》）　　乌药　香附　陈皮　甘草　干姜
紫苏叶

　　仙方活命饮（《校注妇人良方》）　　白芷　贝母　防风　赤芍　当
归尾　甘草　皂角刺　穿山甲　天花粉　乳香　没药　金银花　陈皮

　　艾附暖宫丸（《沈氏尊生书》）　　当归　生地　白芍　川芎　黄芪
肉桂　艾叶　吴茱萸　香附　续断

　　仙蓉合剂（经验方）　　仙灵脾　肉苁蓉　制首乌　菟丝子　牛膝
丹参　芍药　莪术　川楝子　延胡索　党参　黄芪

六　画

　　当归地黄饮（《景岳全书》）　　当归　熟地　山药　杜仲　牛膝
山茱萸　炙甘草

　　当归饮子（《证治准绳》）　　当归　川芎　白芍　生地　防风　荆
芥　黄芪　甘草　白蒺藜　首乌

　　当归补血汤（《内外伤辨惑论》）　　当归　黄芪

　　当归生姜羊肉汤（《金匮要略·产后病脉证并治》）　　当归　生姜
羊肉

　　当归芍药散（《金匮要略·妇人妊娠病脉证并治》）　　当归　白芍
川芎　茯苓　白术　泽泻

　　当归建中汤（《千金翼方》）　　当归　桂心　芍药　甘草　生姜
大枣　饴糖

　　血府逐瘀汤（《医林改错》）　　桃仁　红花　当归　生地　川芎
赤芍　牛膝　桔梗　柴胡　枳壳　甘草

　　血竭散（朱南孙经验方）　　血竭粉　蒲黄　莪术　三棱　川楝子
青皮　柴胡　生山楂　延胡

　　安老汤（《傅青主女科》）　　党参　黄芪　白术　熟地　山萸　当
归　阿胶　制香附　木耳炭　黑荆穗　甘草

　　安宫牛黄丸（《温病条辨》）　　牛黄　郁金　犀角（水牛角代）
黄芩　黄连　雄黄　山栀　朱砂　梅片　麝香　珍珠　金箔衣

防风汤（《证治准绳》）　人参　甘草　当归　白芍　防风　独活　葛根

夺命丹（《妇人大全良方》）　没药　血竭

导赤散（《小儿药证直诀》）　生地　甘草梢　木通　淡竹叶

芎归泻心汤（《普济方》）　当归　川芎　延胡索　蒲黄　牡丹皮　桂心　五灵脂

阳和汤（《外科全生集》）　熟地　鹿角胶　炮姜炭　肉桂　麻黄　甘草　白芥子

托里消毒散（《外科正宗》）　人参　川芎　白芍　黄芪　当归　白术　茯苓　金银花　白芷　甘草　皂角刺　桔梗

百灵调肝汤（《百灵妇科》）　当归　白芍　牛膝　通草　川楝子　瓜蒌　皂刺　枳实　青皮　甘草　王不留行

百合固金汤（《医方集解》）　百合　熟地　生地　麦冬　白芍　当归　贝母　生甘草　玄参　桔梗

全生白术散（《全生指迷方》）　白术　茯苓　大腹皮　生姜皮　陈皮

七　画

两地汤（《傅青主女科》）　生地　地骨皮　元参　麦冬　阿胶　白芍

补中益气汤（《脾胃论》）　党参　白术　黄芪　陈皮　升麻　柴胡　炙甘草　当归

补血定疼汤（《万病回春》）　当归　川芎　熟地　白芍　延胡索　桃仁　红花　香附　青皮　泽泻　牡丹皮

补气通脬饮（《沈氏女科辑要》）　黄芪　麦冬　通草

补肾祛瘀方（李祥云经验方）　仙灵脾　仙茅　熟地黄　山药　香附　三棱　莪术　鸡血藤　丹参

寿胎丸（《医学衷中参西录·医方·治女科方》）　菟丝子　桑寄生　续断　阿胶

苍附导痰丸（《叶天士女科诊治秘方》）　茯苓　半夏　陈皮　甘

草　苍术　香附　胆南星　枳壳　生姜　神曲

佛手散（《普济本事方》）　当归　川芎

杞菊地黄丸（《医级》）　熟地　怀山药　山萸肉　茯苓　泽泻　丹皮　枸杞子　菊花

完带汤（《傅青主女科》）　白术　山药　人参　白芍　车前子　苍术　甘草　陈皮　黑芥穗　柴胡

肠宁汤（《傅青主女科》）　当归　熟地　阿胶　人参　山药　续断　麦冬　肉桂　甘草

身痛逐瘀汤（《医林改错》）　秦艽　川芎　桃仁　红花　甘草　羌活　没药　当归　灵脂　香附　牛膝　地龙

苏叶黄连汤（《湿热病篇》）　川连　苏叶

八　画

参苓白术散（《太平惠民和剂局方》）　莲子肉皮　薏苡仁　砂仁　桔梗　白扁豆　白茯苓　人参　甘草（炒）　白术　山药

参附汤（《校注妇人良方》）　人参　附子

参苏饮（《太平惠民和剂局方》）　人参　甘草　紫苏叶　葛根　枳壳　桔梗　前胡　半夏　茯苓　生姜

固阴煎（《景岳全书》）　人参　熟地　山药　山茱萸　菟丝子　远志　五味子　炙甘草

固经丸（《医学入门》）　黄柏　白芍　龟甲　黄芩　香附　樗根皮

固本止崩汤（《傅青主女科》）　人参　黄芪　白术　熟地　当归　黑姜

定经汤（《傅青主女科》）　菟丝子（酒炒）　白芍（酒炒）　当归（酒洗）　熟地黄　山药（炒）　白茯苓　荆芥穗（炒黑）　柴胡

知柏地黄丸（《医宗金鉴》）　熟地黄　山萸肉　山药　泽泻　茯苓　丹皮　知母　黄柏

肾气丸（《金匮要略》）　干地黄　山药　山茱萸　泽泻　茯苓　丹皮　桂枝　炮附子

育阴汤（黑龙江中医药大学经验方）　熟地　山药　龟甲　续断　怀牛膝　山茱萸　杜仲　桑寄生　白芍　海螵蛸　牡蛎

青竹茹汤（《证治准绳》）　青竹茹　橘皮　生姜　茯苓　半夏

苓桂术甘汤（《伤寒论》）　茯苓　白术　桂枝　甘草

易黄汤（《傅青主女科》）　山药　芡实　黄柏　车前子　白果

九　画

柏子仁丸（《妇人大全良方》）　柏子仁　川牛膝　生卷柏　泽兰　川续断　熟地黄

春泽汤（《医宗金鉴·伤寒心法要诀》）　桂枝　白术　茯苓　猪苓　泽泻　人参

独活寄生汤（《备急千金要方》）　独活　桑寄生　秦艽　防风　细辛　当归　川芎　干地黄　杜仲　牛膝　人参　茯苓　甘草　桂心　芍药

独参汤（《十药神书》）　人参

促排卵汤（《罗元恺论医集》）　菟丝子　巴戟天　仙灵脾　当归　党参　炙甘草　枸杞子　熟地黄　附子

荆穗四物汤（《医宗金鉴》）　荆芥　防风　当归　川芎　白芍　地黄

济生肾气丸（《济生方》）　熟地　山药　山茱肉　丹皮　茯苓　桂枝　泽泻　附子　牛膝　车前子

茯神散（《医宗金鉴》）　人参　黄芪　熟地　白芍　桂心　茯神　琥珀　龙齿　当归　牛膝

保阴煎（《景岳全书》）　生地　熟地　白芍　山药　续断　黄芩　黄柏　甘草

宫外孕Ⅰ号方（山西医科大学附属第一医院）　赤芍　丹参　桃仁

宫外孕Ⅱ号（山西医科大学附属第一医院）　丹参　赤芍　桃仁　三棱　莪术

复方毛冬青灌肠液（经验方）　毛冬青　败酱草　银花藤　大黄

枳壳

胎元饮（《景岳全书》） 人参 当归 杜仲 白芍 熟地 白术 陈皮 炙甘草

养血和血汤（黄绳武经验方） 当归 白芍 枸杞子 川芎 香附 甘草

养精种玉汤（《傅青主女科》） 当归 白芍 熟地 山萸肉

养荣壮肾汤（《叶氏女科证治》） 当归 川芎 独活 肉桂 川断 杜仲 桑寄生 防风 生姜

养心汤（《胎产心法》） 人参 黄芪 当归 川芎 茯苓 远志 柏子仁 酸枣仁 五味子 肉桂 甘草

举元煎（《景岳全书》） 人参 黄芪 白术 升麻 甘草

香棱丸（《济生方》） 木香 丁香 京三棱 枳壳 青皮 川楝子 茴香 莪术

香砂六君子汤（《名医方论》） 人参 白术 茯苓 甘草 半夏 陈皮 木香 砂仁 生姜

顺经汤（《傅青主女科》） 当归 熟地 沙参 白芍 茯苓 黑荆芥 丹皮

将军斩关汤（《中华名中医治病囊秘·朱南孙卷》） 蒲黄炭 炒五灵脂 熟军炭 炮姜炭 茜草 益母草 仙鹤草 桑螵蛸 海螵蛸 三七粉 萆薢 薏苡仁 黄柏 赤茯苓 丹皮 泽泻 通草 滑石

十　画

桃红四物汤（《医宗金鉴》） 当归 熟地 白芍 川芎 桃仁 红花

桃红消瘰汤（《中医妇科治疗学》） 丹参 归尾 土牛膝 桃仁 红花 乳香 薇菜

桃核承气汤（《伤寒论》） 桃仁 桂枝 大黄 芒硝 甘草

桂枝茯苓丸（《金匮要略》） 桂枝 茯苓 丹皮 赤芍 桃仁

桂枝汤（《伤寒论》） 桂枝 芍药 甘草 生姜 大枣

宽带汤（《傅青主女科》） 白术 巴戟 补骨脂 杜仲 熟地

人参　麦冬　五味子　肉苁蓉　白芍　当归　莲子

　　逐瘀止血汤（《傅青主女科》）　　大黄　生地　当归尾　赤芍　丹皮　枳壳　龟甲　桃仁

　　逐瘀止崩汤（《傅青主女科》）　　生地　大黄　赤芍　丹皮　当归尾　枳壳　龟甲　桃仁

　　益气导溺汤（《中医妇科治疗学》）　　党参　白术　扁豆　茯苓　桔梗　炙升麻　桂枝　通草　乌药

　　益肾调经汤（《中医妇科治疗学》）　　巴戟　熟地　续断　杜仲　当归　白芍　台乌　焦艾　益母草

　　消风散（《外科正宗》）　　当归　生地　防风　蝉蜕　知母　苦参　胡麻　荆芥　苍术　石膏　牛蒡子　甘草

　　逍遥散（《太平惠民和剂局方》）　　柴胡　当归　白芍　白术　茯苓　甘草　煨姜　薄荷

　　健脾利水汤（《胎产心法》）　　人参　茯苓皮　紫苏　白术　当归　川芎　大腹皮　陈皮　炙甘草　姜皮

　　健固汤（《傅青主女科》）　　党参　白术　茯苓　苡仁　巴戟　补骨脂　吴茱萸　肉豆蔻　五味子

　　调经散（《太平惠民和剂局方》）　　当归　肉桂　没药　琥珀　赤芍　白芍　细辛　麝香

　　调肝汤（《傅青主女科》）　　当归　白芍　山茱萸　巴戟　阿胶　山药　甘草

　　凉膈散（《太平惠民和剂局方》）　　大黄　朴硝　甘草　山栀　薄荷叶　黄芩　连翘　竹叶　蜜（少许）

　　桑菊饮（《温病条辨》）　　桑叶　菊花　连翘　薄荷　桔梗　杏仁　芦根　甘草

　　胶艾汤（《金匮要略·妊娠病脉证并治》）　　阿胶　艾叶　当归　芍药　川芎　干地黄　甘草

　　真武汤（《伤寒论》）　　附子　生姜　茯苓　白术　白芍

　　泰山磐石散（《景岳全书·妇人规·数堕胎》）　　人参　黄芪　当归　续断　黄芩　川芎　白芍　熟地　白术　炙甘草　砂仁　糯米

十一画

清经散（《傅青主女科》）　丹皮　地骨皮　白芍　熟地　青蒿　茯苓　黄柏

清热调血汤（《古今医鉴》）　牡丹皮　黄连　生地　当归　白芍　川芎　红花　桃仁　莪术　香附　元胡

清肝止淋汤（《傅青主女科》）　白芍　当归　生地　阿胶　黄柏　丹皮　牛膝　香附　红枣　黑豆

清热固经汤（《简明中医妇科学·崩漏》）　生黄芩　焦栀子　大生地　地骨皮　地榆　阿胶（烊化）　生藕节　陈棕炭　炙龟甲　牡蛎粉　生甘草

清肝引经汤（《中医妇科学》四版教材）　当归　白芍　生地　丹皮　栀子　黄芩　川楝子　茜草　牛膝　甘草　白茅根

清营汤（《温病条辨》）　玄参　生地　麦冬　金银花　连翘　竹叶心　丹参　黄连　犀角

清暑益气汤（《温热经纬》）　西洋参　石斛　麦冬　黄连　竹叶　荷梗　知母　甘草　粳米　西瓜翠衣

脱花煎（《景岳全书》）　当归　川芎　红花　牛膝　肉桂　车前子

理冲汤（《医学衷中参西录》）　黄芪　党参　白术　山药　天花粉　知母　三棱　莪术　生鸡内金

银甲丸（《王渭川妇科经验选》）　银花　连翘　红藤　蒲公英　茵陈　升麻　紫花地丁　大青叶　椿根皮　桔梗　蒲黄　琥珀　生鳖甲

银翘散（《温病条辨》）　金银花　连翘　竹叶　荆芥穗　牛蒡子　薄荷　桔梗　淡豆豉　甘草　芦根

黄芪当归散（《医宗金鉴》）　黄芪　当归　人参　白术　白芍　甘草　生姜　大枣　猪尿脬

黄芪建中汤（《医宗金鉴》）　黄芪　肉桂　白芍　甘草　生姜　大枣

黄芪桂枝五物汤（《金匮要略》）　黄芪　桂枝　白芍　生姜

大枣

救母丹（《傅青主女科》）　人参　当归　川芎　益母草　赤石脂　芥穗（炒黑）

羚角钩藤汤（《通俗伤寒论》）　羚羊角　钩藤　桑叶　菊花　贝母　竹茹　生地　白芍　茯神　甘草

草薢渗湿汤（《疡科心得集》）　草薢　苡仁　黄柏　丹皮　通草　赤茯苓　泽泻　滑石

蛇床子洗方（《中医妇科学》1979 年版）　蛇床子　花椒　明矾　百部　苦参

十二画

温经汤（《妇人大全良方·调经门·月水行或不行腹刺痛方论》）　当归　川芎　芍药　桂心　莪术　牡丹皮　人参　牛膝　甘草（炒）

温土毓麟汤（《傅青主女科》）　巴戟天　覆盆子　白术　人参　山药　神曲

温经汤（《金匮要略》）　吴茱萸　当归　芍药　川芎　人参　桂枝　阿胶　牡丹皮　生姜　甘草　半夏　麦冬

温经散寒汤（《蔡小荪经验方》）　当归　川芎　赤芍　白术　紫石英　胡芦巴　五灵脂　金铃子　延胡索　制香附　小茴香　艾叶

温胞饮（《傅青主女科》）　巴戟天　补骨脂　菟丝子　肉桂　附子　杜仲　白术　山药　芡实　人参

滋水清肝饮（《医宗己任篇》）　柴胡　当归　白芍　栀子　山茱萸　茯苓　山药　丹皮　泽泻　生地　大枣

滋肾通关丸（《兰室秘藏》）　黄柏　知母　肉桂

滋血汤（《证治准绳·女科》）　人参　山药　黄芪　白茯苓　川芎　当归　白芍　熟地

滋阴固气汤（《罗元恺论医集》）　菟丝子　山萸肉　党参　黄芪　白术　炙甘草　阿胶　鹿角霜　何首乌　白芍　续断

滋肾育胎丸（《罗元恺女科述要》）　菟丝子　枸杞子　熟地　桑寄生　杜仲　制首乌　砂仁　白术　巴戟天　人参　党参　阿胶　续断

鹿角霜

痛泻要方（《丹溪心法》）　白术　白芍　陈皮　防风

痛经方（许润三经验方）　当归　川芎　生蒲黄　生五灵脂　枳壳　制香附　益母草

散结定痛汤（《傅青主女科》）　当归　川芎　丹皮　益母草　黑荆芥　乳香　山楂　桃仁

趁痛散（《产育保庆集》）　当归　黄芪　白术　甘草　生姜　桂心　薤白　牛膝　独活

十三画

解毒活血汤（《医林改错》）　连翘　葛根　柴胡　枳壳　当归　赤芍　生地　红花　桃仁　甘草

蒿芩地丹四物汤（《中医临床家徐志华》）　青蒿　黄芩　地骨皮　牡丹皮　生地　川芎　当归　白芍

催生饮（《济阴纲目》）　当归　川芎　大腹皮　枳壳　白芷

十四画

毓麟珠（《景岳全书》）　党参　白术　茯苓　炙甘草　白芍　川芎　当归　熟地　菟丝子　杜仲　鹿角霜　川椒

蔡松汀难产方（经验方）　黄芪（蜜炙）　当归　茯神　党参　龟甲（醋炙）　川芎　白芍（酒炒）　枸杞

膈下逐瘀汤（《医林改错》）　当归　川芎　赤芍　桃仁　红花　枳壳　延胡索　五灵脂　丹皮　乌药　香附　甘草

漏芦散（《太平惠民和剂局方》）　漏芦　蛇蜕（炙）　瓜蒌

十五画

增液汤（《温病条辨》）　玄参　麦冬　生地

鲤鱼汤（《备急千金要方》）　鲤鱼　白术　白芍　当归　茯苓　生姜

十六画

橘皮竹茹汤（《金匮要略》）　橘皮　竹茹　大枣　人参　生姜　甘草